Introduction

- Pourquoi le sport est essentiel pour les jeunes ?
- Bienfaits physiques et mentaux : confiance, discipline, bien-être
- Surmonter les excuses : motivation sans matériel

Chapitre 1 : Préparer Son Corps et Son Esprit

- Les bases du sport et l'écoute de son corps
- Échauffement, étirements et motivation
- Intégrer le sport dans son quotidien

Chapitre 2 : Exercices Sans Matériel

- Exercices de base : squats, pompes, planches, burpees, fentes
- Groupes musculaires et adaptations pour tous niveaux
- Exécution correcte et erreurs à éviter

Chapitre 3 : Structurer Une Séance

- Organiser ses séances : cardio, renforcement et mobilité
- Intensité et récupération équilibrées
- Entraînements HIIT et objectifs personnels

Chapitre 4 : 50 Jours de Sport

- Programme détaillé pour 50 jours consécutifs

Chapitre 5 : Prendre Soin de Son Corps

- Nutrition : alimentation équilibrée et hydratation

Remerciements au Lecteur

Avant de plonger dans ce guide, je tiens à te remercier sincèrement d'avoir choisi ce livre. Ton intérêt pour le sport, ta volonté de te dépasser, et ta motivation à prendre soin de toi sans matériel sont déjà un grand pas en avant. Ce livre a été conçu pour te guider à travers cette aventure, et c'est un honneur de pouvoir t'accompagner.

Que tu sois débutant ou que tu cherches simplement de nouvelles idées pour t'entraîner, j'espère que tu trouveras dans ces pages des conseils utiles, des séances adaptées, et surtout l'inspiration pour rendre le sport une partie intégrante de ta vie.

Merci de me faire confiance pour t'aider dans ton parcours. En te lançant dans cette aventure, tu as déjà montré une grande détermination, et je suis convaincu que les efforts que tu feras porteront leurs fruits.

Bonne lecture et surtout, amuse-toi bien dans ton exploration du sport !

On a tous, à un moment ou un autre, cette envie de se reprendre en main physiquement. Peut-être que ça vient d'une rupture, de la rencontre d'une personne inspirante, ou simplement d'un désir de devenir meilleur. Si tu tiens ce livre entre tes mains, c'est probablement que tu ressens ce besoin de changement, et c'est déjà un grand pas.

Le sport, c'est bien plus que d'avoir des muscles ou une belle apparence. C'est une façon de prendre soin de toi, de libérer ton stress, et d'évoluer physiquement comme mentalement. Que tu cherches à te sentir plus fort(e), à gagner en confiance, ou simplement à être en meilleure forme, ce livre est là pour te guider.

Tu n'as pas besoin d'équipement particulier ou d'abonnement en salle pour commencer. Tu peux démarrer avec ce que tu as déjà : ton corps. Peu importe où tu te trouves, que ce soit dans ta chambre, dans ton jardin ou même dans un parc, tu as tout ce qu'il te faut pour commencer. Ce guide va t'accompagner étape par étape pour construire une routine simple, sans matériel, mais surtout adaptée à toi, un adolescent.

Pourquoi est-ce important d'avoir un programme adapté à ton âge ? Parce que ton corps est en pleine croissance et il a des besoins spécifiques. Tu es dans une phase de développement où il est essentiel de te muscler de façon sécurisée. Un programme pour adulte ne te conviendrait pas forcément, car tes muscles, tes articulations et même ton endurance évoluent différemment. Trop d'efforts, mal répartis, ou un programme trop intense pourrait même ralentir ta progression ou, pire, causer des blessures. Ici, tu vas trouver un programme conçu pour que tu puisses te renforcer, progresser, mais sans te faire mal et en respectant les besoins de ton corps en développement.

Ce n'est pas seulement une question de muscles ou de performance, mais de bien-être global. Le sport peut aussi t'aider à mieux gérer le stress, à te sentir plus en confiance et à améliorer ton humeur. En suivant un programme adapté, tu vas progresser à ton rythme, en construisant une base solide pour la suite.

Chaque exercice, chaque séance que tu trouveras dans ce livre a été pensé pour que tu puisses t'améliorer sans jamais te mettre en danger. Que tu sois débutant ou déjà un peu sportif, ce guide va te permettre de repousser tes limites tout en respectant ton corps. L'objectif est de te sentir mieux, plus fort(e) et plus confiant(e), sans pression, juste à ton rythme.

Le sport n'a pas seulement un impact sur ton apparence ou ta condition physique, il joue un rôle fondamental dans ton équilibre mental. Lorsque tu t'entraînes régulièrement, ton corps libère des endorphines, ces fameuses "hormones du bonheur" qui améliorent instantanément ton humeur et te font sentir bien. Ce n'est pas juste une question de se sentir plus léger ou plus fort, c'est aussi une manière de mieux gérer le stress, l'anxiété, ou même la pression que tu peux ressentir au quotidien, que ce soit à l'école, dans ta famille, ou avec tes amis.

En plus de ces effets immédiats, le sport t'aide à développer ta **confiance en toi**. Chaque fois que tu réussis à accomplir un objectif – que ce soit faire ta première pompe ou courir plus longtemps que d'habitude – tu montres à toi-même que tu es capable de relever des défis. Ce sentiment de fierté, de pouvoir dépasser tes limites, te renforce à l'intérieur autant qu'à l'extérieur. Au fil des jours, tu te rendras compte que tu te sens plus sûr(e) de toi dans d'autres aspects de ta vie. Ce que tu gagnes sur le terrain ou à travers tes séances d'entraînement, tu le ramènes avec toi dans le reste de ton quotidien.

Le sport te permet aussi de développer une **discipline** qui va bien au-delà de l'exercice physique. Se fixer un objectif, s'y tenir, et persévérer, même quand c'est difficile, c'est une compétence qui te servira partout dans la vie. En te forçant à sortir de ta zone de confort, tu apprendras à organiser ton temps, à être régulier et à respecter tes engagements envers toi-même. Cette discipline n'est pas seulement physique, elle est aussi mentale, et elle t'apportera de la rigueur dans tes études, tes relations et tes projets futurs.

Enfin, il y a le **bien-être général**. Le sport est un excellent moyen de se sentir bien dans sa peau. Peu importe ton niveau de départ, bouger régulièrement te permet de te connecter avec ton corps, d'apprendre à mieux le connaître et à l'accepter. Ce processus te donne une sensation de contrôle, de maîtrise sur toi-même, et te permet d'adopter une attitude plus positive envers ton corps. C'est un cercle vertueux : plus tu te sens bien physiquement, plus tu te sentiras bien mentalement, et vice versa.

Cependant, même si l'envie de se lancer dans le sport est souvent présente au départ, il est facile de laisser place aux excuses une fois l'élan initial passé. On se dit qu'on va commencer, qu'on est prêt, mais rapidement, des raisons pour ne pas s'y mettre surgissent : "Je n'ai pas le temps", "Je n'ai pas de matériel", ou encore "Je ne suis pas fait pour ça". Ces excuses, on les a tous déjà eues en tête, et elles peuvent facilement devenir des freins si on ne les surmonte pas.

Heureusement, avec un peu de motivation et les bonnes réponses, il est possible de dépasser ces blocages.

La vraie clé pour commencer, c'est de dépasser ces excuses qui nous retiennent souvent. Le fait de ne pas avoir de matériel, de manquer de temps ou de penser que l'on n'a pas la motivation sont des obstacles courants, mais ils peuvent être surmontés avec les bons arguments.

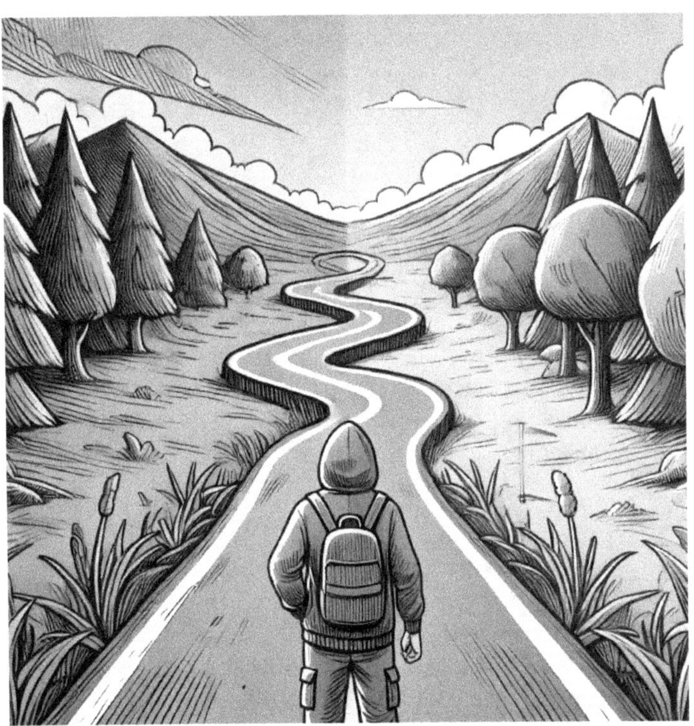

Excuses fréquentes et réponses :

1. **"Je n'ai pas de matériel"**
   C'est probablement l'une des excuses les plus courantes. On a tendance à croire qu'il faut une salle de sport, des machines ou des accessoires coûteux pour bien s'entraîner. Mais la bonne nouvelle, c'est que tu n'as besoin que de ton propre corps. Des exercices comme les squats, les pompes, les fentes ou les planches sont parfaitement efficaces pour travailler l'ensemble de ton corps, sans dépenser un centime. La gravité devient ton meilleur allié, et chaque mouvement utilise déjà ton poids pour te muscler.

2. **"Je n'ai pas le temps"**
   Il est facile de penser qu'il faut des heures pour faire du sport, surtout avec une journée déjà bien remplie. En réalité, tu peux t'entraîner en 15 à 30 minutes, voire moins. Les séances courtes mais intenses, comme le HIIT, permettent de travailler ton corps efficacement, sans accaparer trop de temps. Même 10 minutes par jour peuvent faire une réelle différence sur le long terme.

3. **"Je n'ai pas la motivation"**
   La motivation fluctue, et c'est normal. L'essentiel, c'est de ne pas attendre d'être "super motivé" pour commencer. Souvent, c'est en se lançant, même doucement, que la motivation se développe. Fixe-toi de petits objectifs, comme cinq minutes

d'exercices, et tu verras qu'une fois que tu as commencé, tu te sentiras mieux et tu voudras continuer. Voir tes progrès, même modestes, alimentera ta motivation au fil du temps.

4. **"Je ne sais pas par où commencer"**
   Se sentir un peu perdu au début est tout à fait normal. Mais tu n'as pas besoin de tout savoir pour te lancer. Ce guide est là pour te fournir des exercices simples et des programmes détaillés. Il te suffit de suivre les étapes, et tu verras que tout deviendra plus clair au fur et à mesure que tu progresses.

5. **"Je ne suis pas sportif"**
   Pas besoin d'être un athlète pour faire du sport. Le plus important, c'est de prendre soin de toi, peu importe ton niveau de départ. Chaque petite étape compte, et tu n'as pas besoin d'exceller dès le premier jour. Ce qui compte vraiment, c'est la régularité et l'envie de progresser à ton propre rythme.

Il est important de se rappeler que ces excuses, on les a tous eues à un moment ou un autre. Ce n'est pas grave d'avoir douté, d'avoir voulu se défiler, ou même d'avoir abandonné une fois ou deux. Ce qui compte vraiment, c'est ce que tu décides de faire ensuite.

Personne n'est parfait, et il est normal que ton cerveau cherche parfois à éviter l'effort, surtout au début. Mais ce qui fait la différence, c'est ta capacité à passer au-delà de ces excuses et à reprendre le contrôle.

Le plus difficile, c'est souvent de commencer, mais une fois que tu as fait ce premier pas, tu te rendras compte que c'est bien plus facile de continuer. Le sport, loin d'être un engagement contraignant ou épuisant, peut se faire à ton rythme, progressivement. Comme je l'ai mentionné, j'ai commencé avec 3 minutes d'exercice chaque matin, et petit à petit, cela s'est transformé en une routine que j'apprécie.

Tu n'as pas besoin de te juger trop sévèrement ou de viser la perfection dès le début. Ce qui compte, c'est de persévérer, même quand les excuses reviennent. Chaque fois que tu choisis de faire quelque chose, même de petit, tu avances vers ton objectif.

Alors, si tu te surprends à trouver des excuses, c'est normal. Reconnais-les, mais n'y reste pas bloqué. Passe au-delà, avance petit à petit, et tu verras que tu es capable de bien plus que tu ne le penses.

Alors, prêt(e) à te lancer dans cette aventure ? Le chemin vers une meilleure santé, un corps plus fort, et une confiance en toi renforcée commence maintenant.

Et tu n'es pas seul(e) dans ce voyage. À chaque étape, je serai là pour te guider, te soutenir, et t'aider à réussir, tout en prenant soin de toi.

On démarre ici, avec les bases pour bien préparer ton corps et ton esprit à cette nouvelle aventure. C'est parti !

Chapitre 1 : Préparer Son Corps et Son Esprit

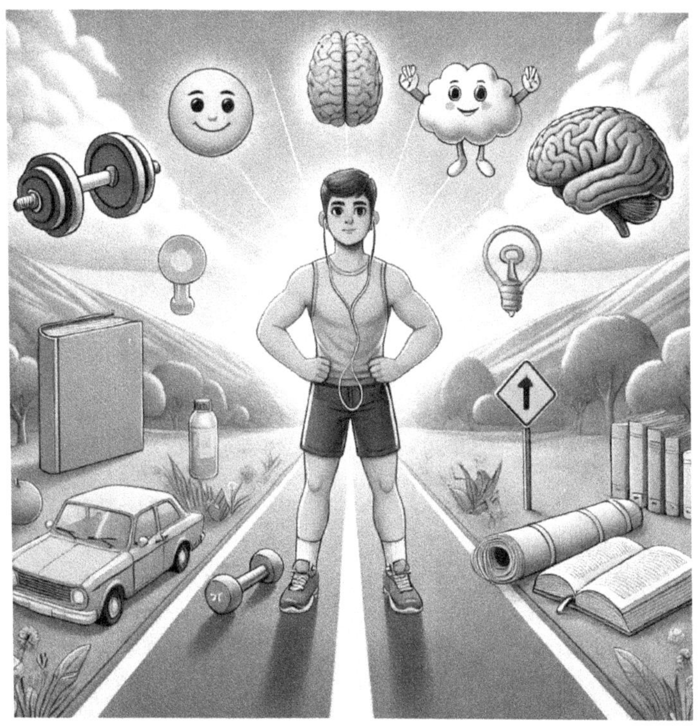

Avant de te lancer dans une pratique régulière du sport, il est essentiel de bien comprendre une chose : ton corps est unique. Il ne réagit pas comme celui de ton/ta meilleur(e) ami(e), ni comme celui des athlètes que tu vois sur les réseaux sociaux. Ton corps a ses propres forces, limites, et besoins. Le sport, c'est avant tout une question d'écoute et de respect de soi. C'est en apprenant à écouter ton corps que tu éviteras de te blesser, et surtout, que tu pourras progresser en toute sécurité.

Les bases du sport : pourquoi c'est important de commencer doucement

Quand on débute, l'enthousiasme peut nous pousser à vouloir en faire trop, trop vite. On a tous cette impression que, si on en fait beaucoup dès le départ, les résultats vont venir plus rapidement. Parfois, on a envie de se prouver qu'on est capable de tout donner, de "forcer" pour atteindre nos objectifs. C'est une réaction normale : tu es motivé(e), tu as envie de voir des changements rapidement, et tu penses que plus tu en fais, plus vite tu y arriveras.

Mais en réalité, c'est tout le contraire. Si tu forces ton corps sans préparation, tu risques de te fatiguer trop vite, de te décourager, ou, pire, de te blesser. Il faut bien comprendre que ton corps a besoin de temps pour s'adapter à un nouveau rythme d'entraînement. Tes muscles, tes articulations et même ton cœur doivent apprendre à gérer l'effort progressivement. Si tu te précipites, tu te mets en danger, et le risque, c'est d'arrêter après seulement quelques séances à cause d'une blessure ou d'une fatigue excessive.

Tu vois sûrement des sportifs connus comme **Cristiano Ronaldo**, **Serena Williams** ou **LeBron James** et tu te dis qu'ils sont capables d'enchaîner des heures d'entraînement sans broncher. Mais eux aussi, à leurs débuts, ont dû passer par une phase d'apprentissage, de progression et de patience. Ronaldo n'a pas commencé à marquer des buts incroyables du jour au lendemain. LeBron n'a pas toujours été capable de dunker avec autant d'aisance. Ils ont dû travailler dur, à leur rythme, pour atteindre ce niveau. La différence, c'est que, pour eux, le sport est devenu un **métier**. Ils y consacrent des **centaines d'heures par mois**, s'entraînant parfois plusieurs fois par jour, encadrés par des experts. Leur objectif est de performer à un niveau mondial, sous la pression des compétitions.

Mais pour la plupart d'entre nous, le sport a un autre rôle. Il ne s'agit pas de battre des records ou de participer à des championnats internationaux. Le but est de **se sentir bien dans son corps**, d'améliorer sa santé, et de gagner en confiance. Il est inutile de se comparer à des athlètes professionnels, car nos objectifs sont différents. Pour toi, consacrer une heure par jour au sport est déjà une excellente chose. En fait, même si tu ne fais que 30 minutes, c'est déjà un grand pas vers une meilleure santé. Ce qui compte, ce n'est pas le nombre d'heures, mais la **régularité** et la **progression**.

Tu n'as pas besoin de t'entraîner comme un professionnel pour obtenir des résultats. Si tu y vas étape par étape, tu verras des changements qui auront un impact positif sur ta vie quotidienne, sans devoir sacrifier tout ton temps. C'est pour cela qu'il est primordial de **commencer doucement**, avec des exercices adaptés à ton niveau actuel. L'idée n'est pas de chercher la performance tout de suite, mais d'apprendre à maîtriser les bases.

Imagine que ton corps soit comme une voiture qu'on n'a pas démarrée depuis un moment. Si tu essaies d'accélérer à fond dès le départ, tu risques de tout casser. Peut-être que tu arriveras à tenir un moment, mais tôt ou tard, le moteur va surchauffer. Ton corps, c'est pareil : il a besoin de se "chauffer", de se préparer progressivement pour que tu puisses atteindre la vitesse de croisière sans risque. Mais si tu prends le temps de le faire chauffer doucement, de l'entretenir et d'augmenter la vitesse petit à petit, il te mènera bien plus loin.

Commencer doucement, c'est aussi te donner l'occasion de **mieux connaître tes forces**. En écoutant ton corps, tu sauras quand il est prêt à en faire plus et quand il a besoin de récupérer. C'est là que réside la clé de la progression : respecter tes limites, te donner du temps pour progresser étape par étape. Le but n'est pas de t'épuiser en deux jours, mais de **progresser régulièrement** pour que, semaine après semaine, tu deviennes plus fort(e), plus endurant(e) et plus confiant(e) dans tes capacités.

Écouter son corps : comment savoir quand s'arrêter

L'écoute de ton corps, c'est savoir reconnaître les signes qu'il t'envoie. Ton corps est comme un partenaire dans cette aventure sportive, et il communique constamment avec toi. Parfois, il te dira qu'il est prêt à en faire plus, à aller plus loin, et parfois, il te demandera de ralentir, de prendre une pause, ou même d'arrêter complètement un exercice. Et c'est totalement normal. Il faut apprendre à **écouter et respecter ces signaux**, car c'est ainsi que tu progresseras de manière saine et durable.

Lorsque tu commences à t'entraîner, il est courant de ressentir une **petite fatigue musculaire** après une séance. C'est bon signe : cela signifie que ton corps travaille, que tes muscles sont sollicités et qu'ils commencent à se renforcer. Ce genre de fatigue, bien qu'inconfortable au début, est en réalité bénéfique. Elle t'indique que tu es en train de faire des progrès et que ton corps s'adapte aux efforts que tu lui demandes.

En revanche, il y a une différence importante entre une fatigue normale et une **douleur aiguë**. Si, pendant ou après un exercice, tu ressens une douleur vive ou inhabituelle, ou même une sensation étrange qui te fait dire "ça ne va pas", c'est un signal clair qu'il est temps de t'arrêter. Ce n'est pas une question de ne pas vouloir souffrir, mais de **prévenir les blessures**. Forcer quand ton corps te dit de stopper ne te rendra pas plus fort(e), au contraire, cela risque de te freiner dans ta progression sur le long terme.

Par exemple, après quelques jours de sport, il est tout à fait normal de ressentir des **courbatures**. Ce sont juste tes muscles qui s'adaptent à l'effort. Elles apparaissent souvent après un exercice intense ou lorsque tu utilises des muscles que tu n'as pas l'habitude de solliciter. Les courbatures sont un signe que ton corps est en train de se renforcer, et bien qu'elles puissent être un peu douloureuses, elles ne sont pas inquiétantes. Tu peux continuer à t'entraîner doucement, et elles disparaîtront au fil du temps.

Cependant, si tu ressens une **douleur forte ou persistante**, ce n'est pas la même chose. Une douleur aiguë, qui ne s'atténue pas après un peu de repos, est un signal d'alarme. C'est le signe que quelque chose ne va pas, et il est crucial d'y prêter attention. Peut-être que tu as mal effectué un mouvement, ou que tu as trop poussé sans le réaliser. Apprendre à faire la différence entre une **"bonne" douleur** (celle qui est liée aux courbatures ou à l'effort normal) et une **"mauvaise"**

douleur (celle qui indique un problème potentiel) est l'une des premières étapes pour progresser en toute sécurité.

Écouter ton corps, c'est avant tout un acte de **respect** envers toi-même. Ce n'est pas un signe de faiblesse de prendre une pause ou de ralentir. C'est plutôt un signe d'intelligence, car cela te permet de te préserver et de continuer à t'entraîner sur le long terme. Ton corps sait ce dont il a besoin, et en apprenant à reconnaître ses signaux, tu maximises tes chances de réussir sans te blesser.

Échauffement, étirements et motivation

Avant de te lancer à fond dans une séance de sport, il est crucial de **préparer ton corps** avec un bon échauffement. Beaucoup de gens sautent cette étape, pensant que ça ne sert à rien ou que ça fait perdre du temps, mais c'est une erreur. L'échauffement est comme une mise en route progressive de ton corps, un peu comme allumer un moteur avant de démarrer une voiture. Cela permet à tes muscles, à tes articulations et à ton système cardio-vasculaire de se préparer à l'effort qui va suivre. Plus ton échauffement est adapté, plus tes performances seront meilleures et, surtout, tu réduis considérablement le risque de te blesser.

Pourquoi l'échauffement est essentiel

L'échauffement a plusieurs effets bénéfiques sur ton corps. En augmentant progressivement la température de tes muscles et de tes articulations, il les rend plus souples et plus réactifs. Cela aide à améliorer ta **circulation sanguine**, ce qui apporte plus d'oxygène à tes muscles, et te permet de bouger plus facilement et plus efficacement. De plus, l'échauffement prépare ton **esprit**. Il te donne le temps de te concentrer, de te mettre dans le bon état d'esprit pour la séance à venir. C'est un moment où tu te connectes avec ton corps, où tu sens comment il réagit, et où tu peux ajuster ton effort en fonction de ton niveau d'énergie du jour. Un bon échauffement n'a pas besoin de durer longtemps. En général, 5 à 10 minutes suffisent pour préparer ton corps. Tu peux commencer par des exercices simples comme **des rotations des bras et des épaules**, des **balancements de jambes**, ou encore quelques **squats légers** pour activer les muscles que tu vas utiliser. L'objectif est d'augmenter progressivement ton rythme cardiaque et de réchauffer tes muscles sans forcer.

Programme d'échauffement polymusculaire

1. Rotations des bras et des épaules (1 minute)

- **Objectif** : Mobiliser les articulations des épaules et du haut du corps.
- **Exécution** : Debout, pieds écartés à la largeur des épaules, fais des rotations de bras dans le sens des aiguilles d'une montre pendant 30 secondes, puis dans l'autre sens pendant 30 secondes.
- **Variantes** : Augmente l'amplitude des mouvements au fur et à mesure pour échauffer progressivement les épaules.

2. Jumping jacks (1 minute)

- **Objectif** : Élever le rythme cardiaque et activer les jambes, les bras et le tronc.
- **Exécution** : Debout, sautille en écartant les pieds et en levant les bras au-dessus de ta tête, puis rapproche les pieds et redescends les bras. Continue à un rythme modéré pendant 1 minute.
- **Astuce** : Concentre-toi sur ta respiration, respire profondément pour bien oxygéner ton corps.

3. Montées de genoux (1 minute)

- **Objectif** : Activer le bas du corps (quadriceps, ischio-jambiers, mollets) et engager le tronc.

- **Exécution** : En position debout, monte un genou vers ta poitrine, puis alterne avec l'autre genou. Essaie de faire ces montées à un rythme dynamique pendant 1 minute.
- **Astuce** : Contracte tes abdominaux pour stabiliser le haut du corps et protéger ta colonne vertébrale.

4. Fentes sur place (1 minute)

- **Objectif** : Activer les quadriceps, les fessiers et les ischio-jambiers.
- **Exécution** : En position debout, fais un grand pas en avant avec une jambe et abaisse ton corps jusqu'à ce que les deux genoux forment un angle de 90°. Remonte en position de départ, puis alterne avec l'autre jambe. Répète pendant 1 minute à un rythme modéré.
- **Astuce** : Garde le dos droit et les abdominaux contractés pour protéger tes articulations.

5. Cercles de hanches (1 minute)

- **Objectif** : Mobiliser la ceinture pelvienne et préparer les hanches à l'effort.
- **Exécution** : Place tes mains sur tes hanches et fais des cercles larges avec ton bassin, dans le sens des aiguilles d'une montre pendant 30 secondes, puis dans l'autre sens pendant 30 secondes.
- **Astuce** : Maintiens une posture droite et fluide pour bien mobiliser les hanches.

6. Planche avec toucher d'épaule (1 minute)

- **Objectif** : Activer les muscles du tronc (abdominaux et obliques) ainsi que les épaules et les bras.
- **Exécution** : Mets-toi en position de planche, les mains sous les épaules. Soulève une main pour toucher l'épaule opposée, puis alterne avec l'autre main. Continue pendant 1 minute.
- **Astuce** : Essaie de limiter les mouvements du bassin pour solliciter au maximum les abdominaux.

7. Squats (1 minute)

- **Objectif** : Activer les muscles des jambes (quadriceps, fessiers, ischio-jambiers) et préparer le bas du corps.
- **Exécution** : En position debout, pieds écartés à la largeur des épaules, plie les genoux pour descendre en position de squat, puis remonte. Continue pendant 1 minute.
- **Astuce** : Garde le dos droit et pousse sur tes talons pour remonter.

8. Rotation du tronc (1 minute)

- **Objectif** : Assouplir la colonne vertébrale et activer les muscles obliques.
- **Exécution** : Debout, les pieds écartés à la largeur des épaules, tends les bras devant toi et fais des rotations de ton tronc de gauche à droite, en gardant les hanches stables. Fais ces rotations à un rythme modéré pendant 1 minute.
- **Astuce** : Respire profondément et contrôle le mouvement pour bien mobiliser le haut du corps.

Le mieux pour toi c'est surtout d'échauffer le groupe musculaire que tu devra utiliser.

Les étirements : après l'effort, le réconfort

Une fois ta séance terminée, il est tout aussi important de prendre quelques minutes pour **t'étirer**. Contrairement à ce que l'on pense souvent, les étirements ne sont pas obligatoires avant l'effort, mais ils sont essentiels après. Pourquoi ? Parce qu'ils permettent à tes muscles de **retrouver leur longueur naturelle** après avoir été contractés pendant l'exercice. Les étirements aident également à évacuer l'acide lactique accumulé dans tes muscles, réduisant ainsi les courbatures du lendemain.

Étendre tes muscles après l'effort aide aussi à améliorer ta **souplesse** et à maintenir une bonne **amplitude de mouvement** dans tes articulations. Cela peut sembler anodin, mais une bonne souplesse te permettra de mieux exécuter certains exercices et de prévenir les blessures à long terme. Prends le temps d'étirer les principaux muscles sollicités pendant ta séance : **les quadriceps, les ischio-jambiers, les mollets, le dos et les bras**. Chaque étirement doit être maintenu entre 20 et 30 secondes, sans forcer ni provoquer de douleur.

Programme d'étirements post-entraînement

1. Étirement des quadriceps

- **Objectif** : Étirer le devant de la cuisse (quadriceps).
- **Exécution** : Debout, attrape ton pied droit avec ta main droite et ramène-le vers tes fesses. Garde les genoux proches l'un de

l'autre et pousse légèrement les hanches vers l'avant.
Maintiens la position pendant 20 à 30 secondes, puis change
de jambe.

- **Astuce** : Pour garder l'équilibre, fixe un point devant toi ou
  utilise un mur.

2. Étirement des ischio-jambiers

- **Objectif** : Étirer l'arrière des cuisses.
- **Exécution** : Debout, allonge une jambe devant toi avec le talon
  au sol et les orteils pointés vers le ciel. Penche-toi doucement
  vers l'avant, en gardant le dos droit, jusqu'à sentir l'étirement à
  l'arrière de ta cuisse. Maintiens la position, puis change de
  jambe.
- **Astuce** : Garde la jambe de soutien légèrement fléchie pour
  éviter de trop forcer sur le genou.

3. Étirement des mollets

- **Objectif** : Étirer les mollets (triceps sural).
- **Exécution** : En position debout face à un mur, place une jambe
  en avant et une en arrière. Plie légèrement la jambe avant tout
  en gardant la jambe arrière tendue et les deux pieds à plat sur
  le sol. Pousse doucement tes hanches vers l'avant pour sentir
  l'étirement dans le mollet de la jambe arrière. Change de
  jambe après 20 à 30 secondes.
- **Astuce** : Plus tu avances ta jambe avant, plus l'étirement sera
  intense.

4. Étirement des fessiers

- **Objectif** : Relâcher les muscles fessiers.
- **Exécution** : Assieds-toi au sol, jambes tendues. Croise ta jambe droite au-dessus de ta jambe gauche et place ton pied droit à l'extérieur de ton genou gauche. Avec ton bras gauche, tire doucement ton genou droit vers ton torse, tout en tournant légèrement le buste vers la droite. Maintiens, puis change de côté.
- **Astuce** : Garde le dos droit et respire profondément pour accentuer l'étirement.

5. Étirement du dos (étirement du chat/vache)

- **Objectif** : Étirer le dos et la colonne vertébrale.
- **Exécution** : Mets-toi à quatre pattes, les mains sous les épaules et les genoux sous les hanches. Inspire en creusant le dos et en levant la tête (position de la vache), puis expire en arrondissant le dos et en rentrant la tête (position du chat). Répète ces mouvements de 30 secondes à 1 minute, en synchronisant avec ta respiration.
- **Astuce** : Fais chaque mouvement lentement pour bien sentir l'étirement à chaque respiration.

6. Étirement des épaules et du tronc

- **Objectif** : Étirer les épaules et les muscles latéraux du tronc.
- **Exécution** : Debout ou assis(e), amène un bras au-dessus de ta tête et penche-toi doucement sur le côté opposé, en sentant l'étirement dans le côté de ton torse et de ton bras. Maintiens la position, puis change de côté.

- **Astuce** : Évite de trop incliner ton buste vers l'avant ; concentre-toi sur un étirement latéral.

7. Étirement des bras et des triceps

- **Objectif** : Étirer l'arrière des bras (triceps).
- **Exécution** : Amène ton bras droit derrière ta tête, en pliant le coude. Avec la main gauche, attrape doucement le coude droit et tire vers la gauche. Maintiens la position, puis change de bras.
- **Astuce** : Garde le dos droit et évite de cambrer le bas du dos.

8. Étirement du cou

- **Objectif** : Relâcher les tensions dans le cou.
- **Exécution** : Debout ou assis(e), incline doucement la tête sur le côté en amenant l'oreille droite vers l'épaule droite. Si nécessaire, applique une légère pression avec ta main pour accentuer l'étirement. Maintiens, puis change de côté.
- **Astuce** : Ne force pas ; le cou est une zone délicate à étirer.

Motivation : rester dans la course

Enfin, parlons de la **motivation**. C'est facile d'être motivé(e) au début, quand tout est nouveau et excitant. Mais au fur et à mesure que le temps passe, il est normal de connaître des baisses de motivation. C'est là que beaucoup abandonnent. Alors, comment rester motivé(e) sur le long terme ? D'abord, rappelle-toi pourquoi tu as commencé. Chaque fois que tu as envie d'arrêter ou que tu te sens moins motivé(e), repense à ce qui t'a poussé à te lancer : peut-être que c'était pour te sentir mieux dans ta peau, pour être plus en forme, ou pour relever un défi personnel. Ces raisons, même si elles peuvent sembler loin parfois, sont ta source de motivation.

Ensuite, fixe-toi des **objectifs réalistes** et atteignables. Il ne s'agit pas de devenir un(e) athlète du jour au lendemain. Le simple fait de vouloir t'améliorer, un peu chaque jour, est déjà un objectif en soi. Récompense-toi pour les petites victoires : réussir à faire 5 pompes de plus que la semaine dernière, ou avoir tenu une semaine complète de sport sans abandonner. Chaque progrès, aussi petit soit-il, est une raison de continuer. La clé, c'est de garder le cap, même quand la motivation fluctue. Parfois, tu ne seras pas motivé(e), et c'est normal. L'essentiel, c'est d'avoir une **routine** en place. Quand tu fais du sport régulièrement, cela devient une habitude, presque un automatisme. Tu n'as plus besoin de chercher la motivation à chaque fois, tu le fais parce que ça fait partie de ton quotidien, tout simplement.

Intégrer le sport dans son quotidien

Tout à l'heure, on a évoqué l'importance de faire du sport une **routine quotidienne**, pour que cela devienne une habitude naturelle, presque un réflexe. Maintenant, il est temps d'expliquer comment on peut y parvenir. La clé pour intégrer le sport dans ta vie de tous les jours, c'est de le rendre accessible et faisable, peu importe ton emploi du temps. Il ne s'agit pas de réorganiser toute ta journée autour du sport, mais de trouver des moments simples et efficaces pour bouger, sans que cela devienne une contrainte.

1. Planifier des séances courtes et réalistes

La première étape, c'est de commencer par de **petites séances**, facilement intégrables à ton emploi du temps. Contrairement à ce qu'on pourrait croire, tu n'as pas besoin de passer des heures à t'entraîner pour que ce soit efficace. Des séances de **15 à 30 minutes** suffisent largement, à condition qu'elles soient bien réalisées et régulières. Le secret, c'est la **régularité**, pas la durée. Si tu peux t'entraîner 3 à 5 fois par semaine, même pour des durées courtes, tu verras des progrès constants. Trouve un moment dans ta journée où tu peux facilement t'accorder ce temps. Que ce soit le matin, avant de commencer ta journée, ou le soir, pour te détendre après une longue journée, choisis un créneau qui te convient et qui sera facile à tenir sur le long terme. Le sport ne doit pas devenir un fardeau ou une obligation impossible à respecter. En bloquant des créneaux fixes, tu rends l'entraînement plus naturel et plus facile à intégrer.

2. Bouger en dehors des séances de sport

Intégrer le sport dans ton quotidien ne signifie pas seulement faire des séances d'entraînement programmées. Tu peux également **ajouter du mouvement** à ton quotidien, en dehors de ces moments-là. Cela peut être aussi simple que de prendre les escaliers au lieu de l'ascenseur, marcher pour aller au travail ou à l'école, ou encore faire des étirements pendant que tu regardes la télévision. Ces petits changements cumulés font une grande différence à long terme.

Une autre idée, c'est de transformer certaines tâches quotidiennes en occasions de bouger. Par exemple, fais des **squats** pendant que tu te brosses les dents, ou quelques **fentes** pendant que tu attends que ton repas chauffe.

Le sport, ce n'est pas seulement ce que tu fais pendant tes séances d'entraînement, c'est aussi la manière dont tu choisis de **bouger** tout au long de ta journée.

3. Associer le sport à une autre habitude

Une excellente façon d'intégrer le sport dans ton quotidien, c'est de l'associer à une habitude que tu as déjà. C'est ce qu'on appelle le **"stacking" d'habitudes**. Par exemple, si tu as déjà l'habitude de te lever et de boire un café tous les matins, tu peux décider que juste après, tu feras quelques exercices rapides, comme des **pompes**, des **planches**, ou des **squats**. De cette façon, tu lies le sport à une habitude existante, ce qui rendra plus facile de t'y tenir.

De même, si tu as l'habitude de regarder des séries le soir, pourquoi ne pas faire des exercices d'étirement ou des exercices de renforcement musculaire légers pendant que tu regardes un épisode ? Associer le sport à quelque chose que tu fais déjà permet de rendre cette activité moins intimidante et plus naturelle.

4. Fixer des objectifs simples et mesurables

Pour que le sport fasse partie de ta routine, il est important d'avoir des **objectifs clairs et mesurables**. Plutôt que de te dire simplement "je vais faire du sport", définis des objectifs concrets, comme "je vais faire 15 minutes d'exercice chaque matin" ou "je vais courir 3 fois cette semaine". Ces objectifs te donnent un cadre et un but à atteindre, ce qui rend l'entraînement plus motivant. Chaque semaine, essaie de te fixer des petits défis à relever, comme ajouter quelques répétitions à un exercice ou augmenter la durée d'une séance. En te fixant des objectifs réalistes et en voyant tes progrès, tu renforces ta motivation et tu restes concentré(e) sur ta routine.

5. Trouver du plaisir dans le sport

Le plus important pour intégrer le sport dans ta routine quotidienne, c'est de **trouver du plaisir** dans ce que tu fais. Choisis des exercices qui te plaisent, et cela deviendra un moment agréable dans ta journée. Varie tes activités : un jour du renforcement musculaire, le lendemain du cardio ou du yoga. Cette diversité rendra tes entraînements plus ludiques et moins monotones. Si tu as des amis qui partagent les mêmes objectifs, propose-leur de vous entraîner ensemble, cela rendra l'expérience plus fun et te motivera à être régulier(e).

Maintenant que tu connais les bases pour bien te préparer physiquement et mentalement, tu es prêt(e) à faire tes premiers pas. Ce chapitre t'a montré qu'il ne faut pas se précipiter, mais progresser à ton rythme en écoutant ton corps. Avec un échauffement adapté, des étirements réguliers, et des objectifs réalistes, tu peux te lancer dans cette aventure de manière durable et sans te mettre en danger.

N'oublie pas que le sport est aussi une manière de mieux te connaître et d'y prendre plaisir. Chaque séance, même courte, est une victoire. L'essentiel est de rester constant(e) et de faire du sport une partie intégrante de ta vie. Que ce soit en bougeant plus au quotidien ou en te fixant des créneaux pour t'entraîner, tu es sur la bonne voie pour améliorer ta forme physique et ton bien-être.

Prêt(e) à aller plus loin ? Le prochain chapitre te guidera à travers les **exercices de base sans matériel** pour commencer, peu importe où tu te trouves.

Chapitre 2 : Exercices Sans Matériel

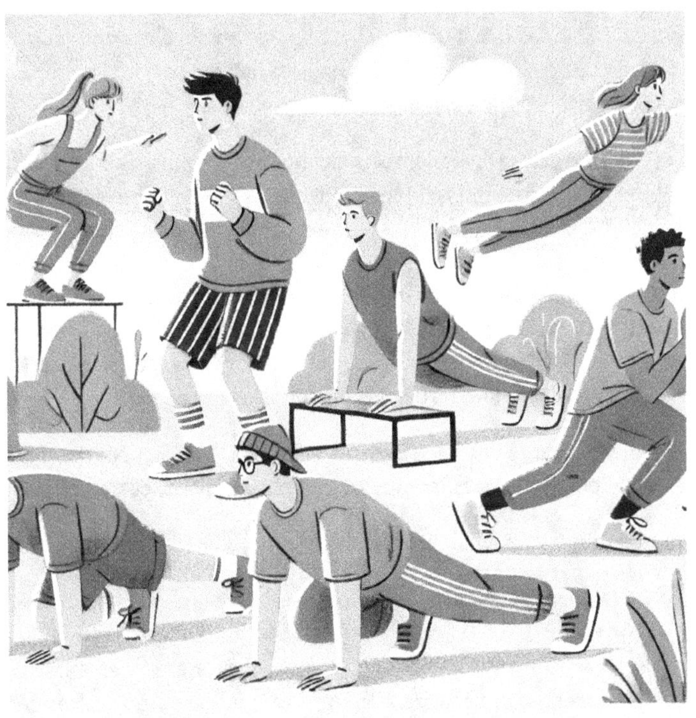

Exercices de base : squats, pompes, planches, burpees, fentes

Comme on l'a vu plus tôt, l'un des principaux freins à la pratique du sport pour beaucoup de gens, surtout quand on débute, c'est l'idée qu'il faut du matériel pour bien s'entraîner. Souvent, on pense qu'on a besoin de machines, de poids, ou d'abonnements en salle de sport pour obtenir des résultats. Mais ici, ce guide est **spécialement conçu** pour que tu puisses t'entraîner **sans matériel**, où que tu sois, que ce soit chez toi, dans un parc, ou même en vacances.

Le plus incroyable avec le sport au poids du corps, c'est que ton propre corps devient ton équipement. Pas besoin de barres ou d'haltères pour te renforcer. Les **exercices de base** que tu vas découvrir sont à la fois simples et extrêmement efficaces pour travailler l'ensemble de tes muscles. Ils te permettront de te muscler, d'améliorer ton endurance et de gagner en mobilité. Avec juste un peu de motivation et d'espace, tu peux faire une séance complète qui te fera travailler autant qu'une session en salle de sport.

Passons maintenant aux exercices essentiels que tu peux intégrer dans ta routine : **squats, pompes, planches, burpees, et fentes**.

1. Squats

- **Muscles travaillés** : Quadriceps, fessiers, ischio-jambiers, mollets.
- **Exécution** : Debout, pieds écartés à la largeur des épaules, descends en fléchissant les genoux comme si tu t'assoies sur une chaise invisible. Descends jusqu'à ce que tes cuisses soient parallèles au sol, puis remonte en poussant sur tes talons.

- **Astuce** : Garde le dos droit et les abdominaux contractés pendant tout le mouvement. Regarde droit devant toi pour maintenir l'équilibre.
- **Pourquoi c'est efficace** : Les squats sont l'un des exercices les plus complets pour le bas du corps. Ils sollicitent plusieurs muscles en même temps et améliorent ta force fonctionnelle, c'est-à-dire celle que tu utilises au quotidien, que ce soit pour marcher, courir ou même monter des escaliers.

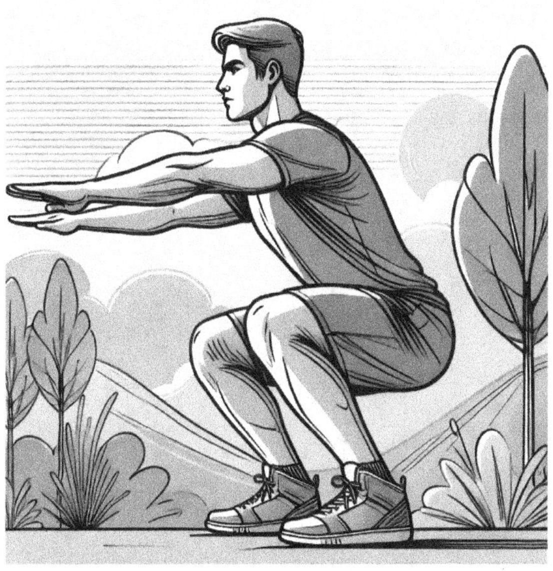

2. Pompes

- **Muscles travaillés** : Pectoraux, triceps, épaules, abdominaux.
- **Exécution** : Place tes mains au sol, légèrement plus larges que la largeur des épaules. Les pieds sont joints et ton corps est en ligne droite, de la tête aux talons. Descends en fléchissant les coudes jusqu'à ce que ta poitrine touche presque le sol, puis repousse jusqu'à la position de départ.
- **Astuce** : Si tu trouves les pompes trop difficiles, commence par les faire sur les genoux ou en posant tes mains sur une surface légèrement surélevée (comme un banc ou une table).
- **Pourquoi c'est efficace** : Les pompes sont un exercice fondamental pour développer la force du haut du corps. En plus de solliciter tes bras et tes pectoraux, elles font aussi travailler tes abdominaux pour stabiliser ton corps.

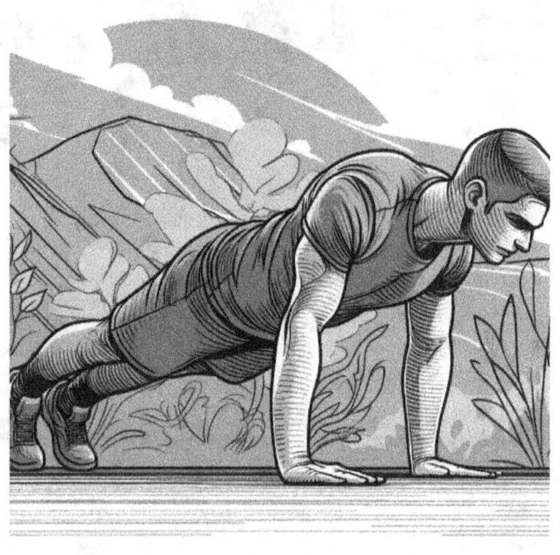

3. Planches

- **Muscles travaillés** : Abdominaux, dos, épaules, bras.
- **Exécution** : Mets-toi en position de planche, avec les coudes sous les épaules et le corps bien aligné, des talons jusqu'à la tête. Garde cette position le plus longtemps possible sans relâcher la tension dans ton corps.
- **Astuce** : Concentre-toi sur tes abdos et contracte-les pour protéger le bas de ton dos. Si tu sens que ton dos s'affaisse, fais une pause avant de reprendre.
- **Pourquoi c'est efficace** : Les planches renforcent tout le tronc et améliorent ta posture. C'est un exercice isométrique, ce qui signifie que tu engages tes muscles sans bouger, tout en travaillant ton endurance musculaire.

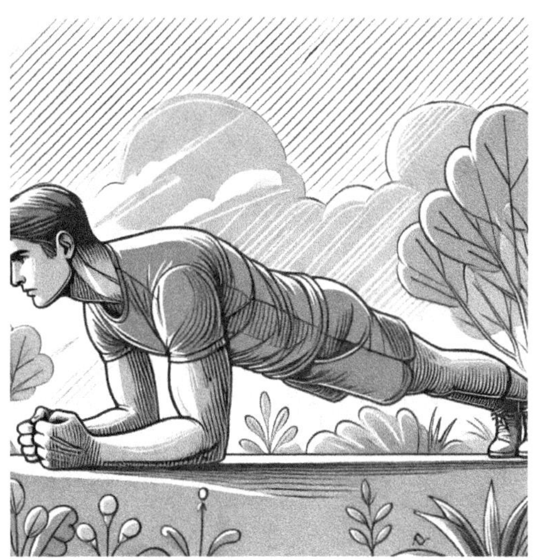

4. Burpees

- **Muscles travaillés** : Quadriceps, fessiers, pectoraux, épaules, abdominaux.
- **Exécution** : Commence debout, accroupis-toi et place tes mains au sol devant toi. Saute tes pieds en arrière pour te retrouver en position de planche, puis fais une pompe. Ramène tes pieds sous toi en sautant, puis redresse-toi et saute en l'air, bras tendus vers le ciel. Répète.
- **Astuce** : Si l'exercice te paraît trop difficile, tu peux d'abord supprimer la pompe et simplement ramener les pieds avant de te relever.
- **Pourquoi c'est efficace** : Les burpees sont un exercice complet qui sollicite tout ton corps et améliore ta condition physique générale. Ils combinent force et cardio, te permettant de brûler des calories tout en renforçant tes muscles.

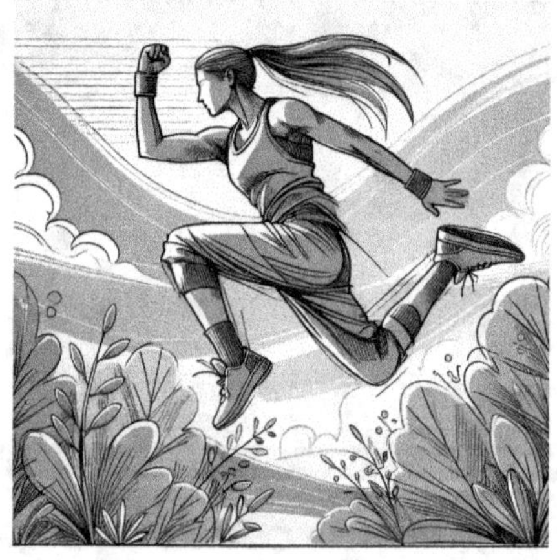

5. Fentes

- **Muscles travaillés** : Quadriceps, fessiers, ischio-jambiers.
- **Exécution** : En position debout, fais un grand pas en avant avec une jambe et abaisse ton corps jusqu'à ce que les deux genoux forment un angle de 90°. Remonte et ramène la jambe avant en position de départ, puis alterne avec l'autre jambe.
- **Astuce** : Garde le dos droit et assure-toi que ton genou avant ne dépasse pas la pointe de ton pied.
- **Pourquoi c'est efficace** : Les fentes sont parfaites pour améliorer l'équilibre, la stabilité et renforcer les muscles du bas du corps. Elles sont particulièrement utiles pour développer la force des jambes de manière symétrique, car chaque jambe travaille de manière isolée.

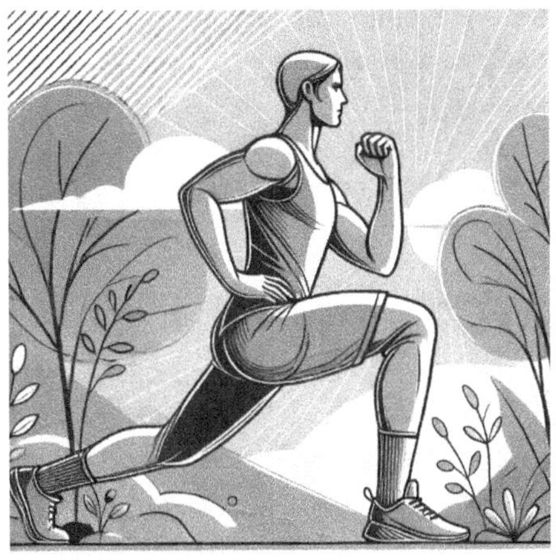

Ces exercices de base sont la fondation de n'importe quel programme d'entraînement sans matériel. Ils te permettent de solliciter l'ensemble de ton corps tout en améliorant ta force, ton endurance et ta coordination. En les intégrant régulièrement à ta routine, tu seras capable de progresser rapidement et de rester en forme, peu importe où tu te trouves.

Autres types d'exercices :

1. Dips sur chaise

- **Muscles travaillés** : Triceps, épaules, pectoraux.
- **Exécution** : Place tes mains sur le bord d'une chaise, les paumes vers l'avant, les pieds tendus devant toi. Descends lentement en pliant les coudes jusqu'à ce que tes bras forment un angle de 90°, puis repousse pour revenir en position initiale.
- **Astuce** : Garde ton dos proche de la chaise et contracte tes abdos pour plus de stabilité.
- **Pourquoi c'est efficace** : Les dips sont excellents pour renforcer les triceps, souvent négligés dans d'autres exercices de poids du corps.

2. Mountain climbers

- **Muscles travaillés** : Abdominaux, épaules, quadriceps.
- **Exécution** : Mets-toi en position de planche, puis ramène alternativement tes genoux vers ta poitrine à un rythme rapide, comme si tu courais en position horizontale.
- **Astuce** : Garde le dos bien droit et évite de laisser tes hanches s'affaisser.
- **Pourquoi c'est efficace** : Cet exercice travaille ton endurance, ton cardio, et ton tronc simultanément, ce qui en fait un excellent brûleur de calories.

3. Superman

- **Muscles travaillés** : Bas du dos, fessiers, épaules.
- **Exécution** : Allongé(e) sur le ventre, bras et jambes tendus, lève simultanément les bras, le torse et les jambes du sol. Maintiens quelques secondes, puis redescends.
- **Astuce** : Contracte bien les fessiers et les muscles du dos pour un travail optimal.
- **Pourquoi c'est efficace** : Cet exercice renforce le bas du dos, souvent négligé, et aide à équilibrer le travail du tronc.

4. Pont fessier

- **Muscles travaillés** : Fessiers, ischio-jambiers, bas du dos.
- **Exécution** : Allongé(e) sur le dos, les genoux fléchis, les pieds à plat au sol. Soulève tes hanches vers le ciel en contractant les fessiers, puis redescends lentement.
- **Astuce** : Garde les abdos contractés et évite de creuser le bas du dos.
- **Pourquoi c'est efficace** : Cet exercice renforce les fessiers et aide à améliorer la posture et la stabilité du bas du corps.

Variations des exercices précédemment vus :

1. Squats sautés (variation du squat)

- **Muscles travaillés** : Quadriceps, fessiers, mollets.
- **Exécution** : Fais un squat normal, puis explose vers le haut en sautant aussi haut que possible. Atterris doucement en revenant immédiatement dans la position de squat.

- **Astuce** : Concentre-toi sur l'amorti de la réception pour éviter les chocs sur les articulations.
- **Pourquoi c'est efficace** : Cette variation ajoute une composante cardio et explosive, ce qui te permet de brûler plus de calories tout en renforçant les muscles des jambes.

2. Pompes diamant (variation des pompes)

- **Muscles travaillés** : Triceps, pectoraux.
- **Exécution** : En position de pompe, rapproche tes mains sous ta poitrine de manière à ce que tes pouces et tes index forment un triangle (ou un "diamant"). Fais des pompes en maintenant cette position.
- **Astuce** : Garde les coudes proches du corps pour maximiser l'engagement des triceps.
- **Pourquoi c'est efficace** : Cette variation se concentre plus sur les triceps, tout en sollicitant toujours les pectoraux et le tronc.

3. Planche latérale (variation de la planche)

- **Muscles travaillés** : Abdominaux (obliques), épaules, hanches.
- **Exécution** : Mets-toi en position de planche, puis bascule sur un côté en appui sur un coude ou une main, en gardant le corps bien aligné. Maintiens la position quelques secondes, puis change de côté.
- **Astuce** : Garde les hanches élevées et contracte les abdominaux pour stabiliser le corps.
- **Pourquoi c'est efficace** : Cet exercice sollicite particulièrement les muscles obliques et améliore la stabilité latérale.

4. Burpees avec saut de grenouille (variation des burpees)

- **Muscles travaillés** : Quadriceps, fessiers, pectoraux, abdominaux.
- **Exécution** : Enchaîne un burpee classique, mais au lieu de sauter en l'air, fais un saut de grenouille en amenant tes mains devant tes pieds, puis répète.
- **Astuce** : Concentre-toi sur le contrôle de ton corps pendant le saut pour bien travailler les jambes.
- **Pourquoi c'est efficace** : Ce mouvement engage davantage les jambes tout en augmentant le cardio.

5. Fentes sautées (variation des fentes)

- **Muscles travaillés** : Quadriceps, fessiers, ischio-jambiers, mollets.
- **Exécution** : Fais une fente classique, mais au lieu de revenir simplement à la position de départ, saute pour changer de jambe en l'air et atterrir en position de fente opposée.
- **Astuce** : Garde les abdos contractés et assure-toi que tes genoux restent bien alignés avec tes chevilles.
- **Pourquoi c'est efficace** : Cette variation ajoute une composante explosive et cardio, ce qui rend l'exercice plus intense.

Groupes musculaires et adaptations pour tous niveaux

Lorsque tu t'entraînes au poids du corps, il est important de savoir quels **groupes musculaires** tu travailles pour mieux comprendre comment équilibrer tes séances et progresser efficacement. Chaque exercice que tu fais sollicite des muscles spécifiques, mais souvent, plusieurs muscles travaillent en synergie pour t'aider à accomplir un mouvement. Que tu sois débutant(e) ou plus avancé(e), ces exercices peuvent être adaptés à ton niveau pour que tu puisses progresser en toute sécurité et à ton propre rythme.

1. Haut du corps : Pectoraux, épaules, triceps et biceps

Les muscles du haut du corps, tels que les **pectoraux**, les **épaules**, les **triceps**, et les **biceps**, sont souvent sollicités dans des exercices comme les **pompes**, les **planches**, ou les **dips**. Ces muscles travaillent ensemble pour te permettre de pousser, tirer, ou maintenir une posture, comme dans une planche où tes épaules et tes bras doivent stabiliser ton corps.

- **Pour les débutants** : Si tu débutes, tu peux adapter des exercices comme les pompes en les réalisant sur les genoux, ce qui réduit la charge sur le haut du corps tout en gardant l'efficacité de l'exercice. Les dips peuvent être réalisés sur une surface surélevée (comme une chaise) avec les pieds plus près du corps pour diminuer la difficulté.
- **Pour les intermédiaires** : Lorsque tu te sens plus à l'aise, tu peux faire des pompes complètes ou ajouter des variations comme les **pompes diamant**, qui ciblent davantage les triceps et les pectoraux.
- **Pour les avancés** : Si tu cherches un défi supplémentaire, essaie les **pompes pliométriques** (pompes avec saut de mains), ou les **planches avec lever de bras**, où tu soulèves alternativement un bras pour augmenter la difficulté et solliciter encore plus les épaules et le tronc.

2. Bas du corps : Quadriceps, ischio-jambiers, fessiers et mollets

Le bas du corps, incluant les **quadriceps**, les **ischio-jambiers**, les **fessiers**, et les **mollets**, est activé lors d'exercices comme les **squats**, les **fentes**, et les **burpees**. Ces muscles sont essentiels pour la mobilité quotidienne et la force fonctionnelle, t'aidant à te déplacer, sauter, et te stabiliser.

- **Pour les débutants** : Si tu es novice, commence par des **squats avec appui** (comme une chaise derrière toi), ou des fentes plus courtes, en te concentrant sur la forme et l'équilibre. Tu peux aussi réaliser des **demi-squats**, en descendant seulement jusqu'à ce que tes genoux soient légèrement fléchis.
- **Pour les intermédiaires** : Une fois que tu maîtrises les bases, tu peux essayer des **fentes alternées**, des **squats sautés**, ou augmenter l'intensité avec des **fentes arrière**, qui sollicitent davantage tes ischio-jambiers et tes fessiers.
- **Pour les avancés** : Si tu es à un niveau avancé, essaie les **squats sur une jambe** (aussi appelés "pistol squats") ou des **fentes sautées**, qui ajoutent une composante explosive et renforcent ton équilibre et ta force unilatérale.

3. Tronc : Abdominaux, obliques et muscles du dos

Le **tronc**, composé des **abdominaux**, des **obliques**, et des **muscles du dos**, est sollicité dans presque tous les exercices de poids du corps, car il sert à stabiliser et à maintenir l'équilibre. Les exercices comme les **planches**, les **crunchs**, et les **mountain climbers** sont particulièrement efficaces pour renforcer cette zone.

- **Pour les débutants** : Commence avec des **planches sur les genoux** ou des **crunchs classiques**. Il est essentiel de garder une bonne forme pour éviter de solliciter le bas du dos. Les **planches latérales avec genoux pliés** sont également un excellent moyen de travailler les obliques sans trop de difficulté.
- **Pour les intermédiaires** : Pour ajouter un peu de difficulté, tu peux essayer des **planches classiques** ou des **planches avec toucher d'épaule**. Les **mountain climbers** sont également un excellent exercice pour renforcer à la fois les abdominaux et améliorer ton cardio.
- **Pour les avancés** : Si tu es plus avancé(e), essaie des **planches latérales avec lever de jambe**, des **crunchs bicyclettes**, ou encore des **planches à une main**, qui demandent un engagement musculaire plus important et un équilibre supérieur.

4. Cardio et coordination

Certains exercices au poids du corps, comme les **burpees**, les **jumping jacks**, et les **mountain climbers**, sont parfaits pour augmenter ton cardio tout en sollicitant plusieurs groupes musculaires en même temps. Ils te permettent non seulement de renforcer tes muscles, mais aussi d'améliorer ton endurance et ta coordination.

- **Pour les débutants** : Réalise les mouvements lentement, en te concentrant sur la forme plutôt que sur la rapidité. Par exemple, fais des **jumping jacks modérés** ou des **burpees sans la pompe**.

- **Pour les intermédiaires** : Augmente l'intensité et la vitesse de tes mouvements. Essaie de faire des **burpees complets** ou des **jumping jacks rapides**, en gardant un bon contrôle du mouvement.
- **Pour les avancés** : Ajoute des variations comme des **burpees avec saut de grenouille** ou des **mountain climbers rapides**, et augmente l'intensité en intégrant ces exercices dans un circuit à haute intensité.

Les exercices au poids du corps ont l'avantage d'être très flexibles et adaptés à tous les niveaux. Que tu sois débutant(e) ou plus expérimenté(e), tu peux facilement ajuster chaque exercice pour qu'il corresponde à ta condition physique. Si tu débutes, la première étape est de simplifier les mouvements tout en respectant la forme correcte. Par exemple, tu peux faire des pompes sur les genoux au lieu de pompes classiques, ou réaliser des demi-squats si les squats complets sont trop difficiles au début. L'idée est de progresser en toute sécurité, en te concentrant d'abord sur la bonne exécution des mouvements.

Pour ceux qui sont plus avancé(e)s, il est possible d'augmenter l'intensité en ajoutant des variations plus exigeantes. Tu peux essayer des squats sautés pour travailler tes muscles de façon plus explosive, ou des pompes pliométriques pour renforcer encore davantage ton haut du corps. Une autre façon de rendre les séances plus difficiles est d'augmenter le nombre de répétitions ou de réduire les temps de repos entre les séries. Cela te permettra de pousser ton corps à travailler plus fort tout en améliorant ton endurance.

Enfin, quel que soit ton niveau, l'important est de progresser étape par étape. Ne brûle pas les étapes en essayant de faire trop, trop vite. Commence par maîtriser la forme correcte de chaque exercice, puis ajoute progressivement de l'intensité en fonction de tes capacités. Cette approche te permettra de progresser en toute sécurité et d'éviter les blessures, tout en maximisant les bénéfices de chaque séance.

L'exécution correcte des exercices est essentielle pour maximiser les résultats et, surtout, éviter les blessures. Que tu sois débutant(e) ou avancé(e), la forme est toujours plus importante que la vitesse ou le nombre de répétitions. Si un exercice est mal réalisé, non seulement tu risques de ne pas solliciter les bons muscles, mais tu peux aussi te faire mal. Voici pourquoi il est crucial de prêter attention à l'exécution correcte des mouvements et aux erreurs les plus courantes à éviter.

Lorsque tu fais des **squats**, par exemple, la position de ton dos et de tes genoux est primordiale. Ton dos doit rester droit pendant tout le mouvement, sans cambrer ou arrondir, et tes genoux ne doivent pas dépasser la pointe de tes pieds lorsque tu descends. Une erreur courante est de trop plier les genoux vers l'avant, ce qui peut exercer une pression excessive sur les articulations et causer des douleurs. Il est également important de garder tes talons bien ancrés au sol pour solliciter correctement tes fessiers et tes quadriceps. Si tu te penches trop en avant ou que tu décolles les talons, tu perds l'équilibre et risques de mal travailler les muscles.

Dans les **pompes**, une des erreurs les plus fréquentes est de laisser les coudes s'écarter trop largement du corps, ce qui sollicite mal les muscles et peut causer des tensions au niveau des épaules. Tes coudes devraient être légèrement inclinés vers l'arrière, formant un angle d'environ 45 degrés avec ton torse. Autre point essentiel : garder le corps bien aligné, des talons à la tête. Il ne faut ni laisser tes hanches s'affaisser, ni lever tes fesses trop haut, car cela réduit l'efficacité de l'exercice et peut créer une pression excessive sur le bas du dos. Si tu sens que ton bas du dos se creuse pendant les pompes, il est peut-être préférable de les réaliser sur les genoux pour conserver une bonne forme.

Pour les **planches**, l'une des erreurs les plus fréquentes est de ne pas garder une ligne droite du corps. Si tes hanches s'affaissent ou se lèvent trop, tu perds l'engagement des abdominaux et mets une pression inutile sur le bas du dos ou les épaules. La clé est de contracter ton tronc tout au long de l'exercice et de maintenir un alignement parfait. Autre erreur courante : ne pas répartir correctement ton poids entre tes bras et tes pieds, ce qui peut créer des tensions dans certaines parties du corps, comme les poignets ou les épaules.

Lors des **fentes**, une erreur courante est de laisser le genou avant dépasser la pointe du pied, ce qui peut entraîner une pression excessive sur l'articulation du genou. Il est important de garder un bon alignement en faisant descendre le genou arrière tout droit, jusqu'à ce qu'il soit proche du sol. Garde également le torse droit, sans te pencher en avant, pour que l'effort soit réparti correctement entre tes quadriceps, fessiers, et ischio-jambiers. Si tu sens que tu perds l'équilibre ou que tu bascules en avant, ralentis le mouvement pour te concentrer sur la posture.

Pour les **burpees**, l'une des principales erreurs est d'exécuter les mouvements trop vite au détriment de la technique. Comme cet exercice est très dynamique, il est tentant de précipiter les mouvements pour terminer plus rapidement. Cependant, il est crucial de bien contrôler chaque étape : de la pompe à la remontée en sautant. Si tu négliges la forme pendant la pompe ou le saut, tu risques de solliciter tes articulations de manière incorrecte et de te blesser.

En résumé, l'exécution correcte des exercices te permet non seulement de travailler les bons muscles, mais aussi de **prévenir les blessures**. Prends toujours le temps de maîtriser la forme avant d'augmenter l'intensité ou la vitesse. Si tu sens que ton corps perd sa posture ou que tu commences à fatiguer, n'hésite pas à faire une pause ou à ajuster le mouvement. La qualité du mouvement est bien plus importante que la quantité !

Ce chapitre t'a montré que le corps lui-même est ton meilleur outil, et qu'avec les bonnes techniques, tu peux atteindre tes objectifs sans avoir besoin d'équipements sophistiqués. Le prochain chapitre te guidera dans la structuration de tes séances, pour que tu puisses intégrer ces exercices dans des entraînements équilibrés, efficaces et adaptés à ton niveau.

Chapitre 3 : Structurer Une Séance

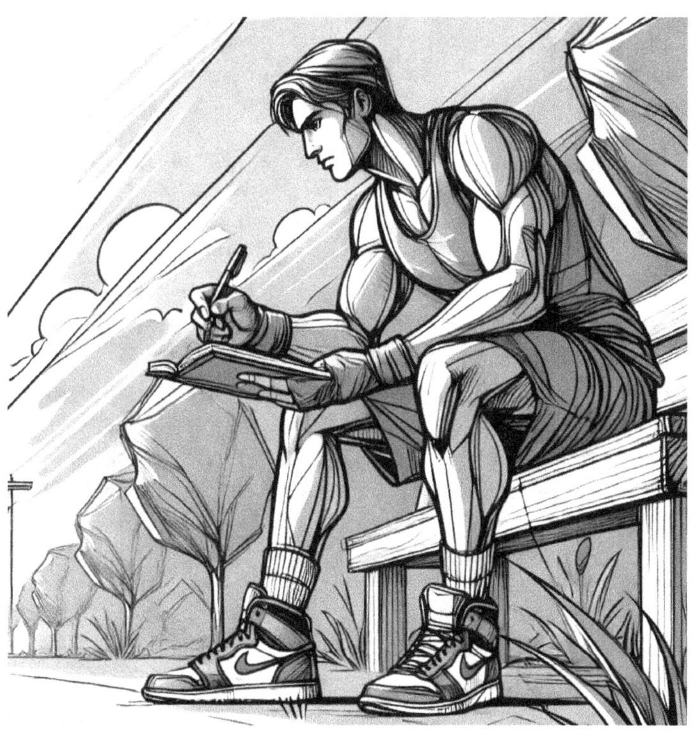

Organiser ses séances : cardio, renforcement et mobilité

Pour progresser efficacement et de manière équilibrée, il est important de structurer tes séances de sport en intégrant trois composantes clés : le **cardio**, le **renforcement musculaire** et la **mobilité**. Chacune de ces parties a un rôle spécifique et essentiel dans ton développement physique, et les combiner te permettra non seulement de devenir plus fort(e), mais aussi d'améliorer ton endurance, ta souplesse et ta coordination.

1. Le cardio : améliorer ton endurance et brûler des calories

Le travail cardio-vasculaire est indispensable pour renforcer ton cœur, améliorer ta capacité respiratoire et brûler des calories. Le cardio permet également de développer ton endurance, essentielle pour soutenir des efforts plus longs. Contrairement à ce que beaucoup pensent, il n'est pas nécessaire de courir des kilomètres pour obtenir les bénéfices du cardio. Des exercices comme les **burpees**, les **mountain climbers**, les **jumping jacks**, ou encore des séances de **HIIT** (entraînement par intervalles à haute intensité) sont d'excellentes options pour améliorer ton cardio avec peu de temps et sans matériel.

Comment l'intégrer à tes séances :
Pour un bon équilibre, inclure 10 à 20 minutes de cardio dans chaque séance est une bonne idée, selon la durée totale de ton entraînement. Tu peux le faire en début de séance pour te mettre en action, ou à la fin pour booster ton métabolisme et finir ta séance sur une note intense.

2. Le renforcement musculaire : développer la force et la résistance

Le renforcement musculaire te permet de développer tes muscles, d'augmenter ta force fonctionnelle et de tonifier ton corps. Les exercices de **squats**, **pompes**, **planches**, **fentes**, et **dips** que tu as appris sont parfaits pour travailler l'ensemble de ton corps sans équipement. Le renforcement musculaire est essentiel pour soutenir ton squelette, améliorer ta posture et prévenir les blessures. Il contribue aussi à augmenter ton métabolisme, ce qui t'aide à brûler plus de calories même au repos.

Comment l'intégrer à tes séances :
Idéalement, dédie une partie de ta séance (environ 20 à 30 minutes) au renforcement musculaire. Tu peux alterner les jours entre les groupes musculaires (par exemple, un jour pour le haut du corps, un autre pour le bas), ou faire des séances complètes en intégrant des exercices pour tout le corps. Il est important de varier les mouvements et de travailler à la fois les muscles principaux et les muscles stabilisateurs pour un développement équilibré.

3. La mobilité : améliorer ta souplesse et prévenir les blessures

La mobilité est souvent négligée, mais elle est cruciale pour améliorer la qualité de tes mouvements et éviter les blessures. Travailler la **souplesse** de tes muscles et l'**amplitude** de tes articulations te permet de mieux exécuter les exercices de renforcement et de cardio. En améliorant ta mobilité, tu deviens plus efficace dans tes mouvements, ce qui t'aide à progresser plus rapidement. Les exercices de mobilité incluent des **étirements dynamiques** et des mouvements qui mobilisent tes articulations, comme les cercles de hanches ou les rotations du tronc.

Comment l'intégrer à tes séances :
Consacre 5 à 10 minutes en début de séance pour des exercices de mobilité dynamique, comme des balancements de jambes, des rotations de bras et des mouvements fluides pour préparer ton corps à l'effort. À la fin de ta séance, termine avec des **étirements statiques** pour relâcher les muscles et favoriser la récupération.

Structurer ta séance complète :

Une séance bien organisée pourrait ressembler à ceci :

1. **Échauffement/mobilité** (5 à 10 minutes) : Mobilisation articulaire et échauffement des muscles avec des mouvements dynamiques comme des cercles de bras, balancements de jambes, etc.
2. **Cardio** (10 à 20 minutes) : Exercice intense avec des mouvements comme des burpees, jumping jacks, ou une séquence HIIT.
3. **Renforcement musculaire** (20 à 30 minutes) : Séance axée sur le haut, bas du corps ou tout le corps, en fonction de tes objectifs et de ton planning.
4. **Mobilité/étirements** (5 à 10 minutes) : Étirements statiques pour relâcher les muscles et améliorer la souplesse.

Il est important de te rassurer : **tu n'as pas besoin de commencer avec des séances aussi longues** pour voir des résultats. Quand tu débutes, il est tout à fait normal de commencer par des séances plus courtes, de 15 à 30 minutes, et cela peut être **largement suffisant**. Ce qui compte vraiment, c'est la régularité, pas la durée.

Ton corps a besoin de temps pour s'adapter, et en commençant doucement, tu te donnes la possibilité de progresser à ton rythme, sans te sentir submergé(e) ou épuisé(e). Que tu fasses 10 minutes de cardio, quelques exercices de renforcement musculaire, ou même seulement des étirements et de la mobilité un jour donné, chaque petite séance compte.

L'essentiel est de **bouger régulièrement** et d'écouter ton corps. Même les petites séances cumulées ont un impact positif sur ta forme physique. Il vaut mieux commencer avec des objectifs atteignables et augmenter progressivement la durée et l'intensité au fil du temps. Tant que tu restes motivé(e) et que tu fais du sport un élément régulier de ta routine, tu seras sur la bonne voie.

Intensité et récupération équilibrées

L'un des aspects les plus importants d'un programme sportif efficace est de trouver le bon équilibre entre **l'intensité** de tes séances et ta **récupération**. Travailler dur est essentiel pour progresser, mais il est tout aussi crucial de permettre à ton corps de se reposer et de récupérer. C'est pendant ces périodes de récupération que tes muscles se reconstruisent, que ton énergie se restaure, et que tes performances s'améliorent. Sans récupération suffisante, tu risques de te blesser ou de stagner dans ta progression.

Trouver la bonne intensité

Quand on parle d'intensité, il s'agit de l'effort que tu fournis pendant une séance. Il est important de maintenir une intensité qui te pousse à progresser, mais qui reste **adaptée à ton niveau**. Si tu débutes, tu n'as pas besoin d'aller à fond à chaque séance. Il est même conseillé de commencer doucement et d'augmenter progressivement la difficulté. Pour cela, tu peux jouer sur plusieurs éléments :

- **La durée de l'effort** : Augmente progressivement le temps que tu consacres à chaque exercice.
- **Le nombre de répétitions** : Commence avec un nombre de répétitions que tu peux maîtriser, puis ajoute quelques répétitions supplémentaires au fur et à mesure que tu progresses.
- **L'intensité des exercices** : Par exemple, si tu fais des pompes sur les genoux, tu peux passer aux pompes classiques une fois que tu te sens plus à l'aise, ou essayer des variations plus difficiles.

L'idée est de sortir de ta zone de confort sans te surmener. Une **intensité modérée à élevée** est idéale pour développer ta force, ton endurance et ta condition physique, mais il est essentiel de savoir écouter ton corps. Si tu te sens trop épuisé(e) ou que ta forme se détériore au cours de la séance, c'est un signe que tu devrais ralentir ou prendre plus de pauses.

La récupération : pourquoi elle est indispensable

Tout aussi important que l'intensité, la récupération est la clé de la progression. C'est pendant la récupération que tes muscles se

réparent et se **renforcent**, te permettant ainsi de revenir plus fort(e) lors de ta prochaine séance. Ignorer la récupération peut conduire à un **surentraînement**, ce qui peut ralentir tes progrès et augmenter le risque de blessure. Voici comment intégrer efficacement la récupération dans ton programme :

- **Les jours de repos actifs** : Plutôt que de rester totalement inactif(ve) pendant les jours de repos, tu peux faire des activités légères comme une marche, du vélo ou du yoga. Cela stimule la circulation sanguine, ce qui aide tes muscles à récupérer plus rapidement sans les fatiguer.
- **Les étirements et la mobilité** : Après une séance intense, prends quelques minutes pour bien t'étirer. Les étirements réduisent les tensions musculaires, améliorent la souplesse et accélèrent la récupération. Consacrer du temps à la mobilité aide également à prévenir les raideurs et les courbatures.
- **Écoute ton corps** : Si tu ressens une fatigue persistante ou des douleurs inhabituelles, c'est un signal que ton corps a besoin de plus de repos. Il est important de respecter ces signaux pour éviter les blessures à long terme. Parfois, cela ne signifie pas forcément d'arrêter complètement le sport, mais simplement d'ajuster ta séance. Si une zone spécifique de ton corps est douloureuse, tu peux continuer à t'entraîner en choisissant des exercices qui n'affectent pas cette zone. Par exemple, si tu ressens une gêne dans tes jambes après une séance intense de squats ou de fentes, privilégie des exercices pour le haut du corps, comme des pompes ou des dips.

L'idée est de **préserver ton corps** tout en restant actif(ve). En modifiant ton programme selon les besoins de ton corps, tu continues à progresser sans aggraver une zone déjà fatiguée. Cela te permet de rester dans une dynamique sportive sans risquer de te blesser davantage. Si la douleur persiste ou s'aggrave, il est toutefois préférable de prendre une journée de repos supplémentaire ou de consulter un professionnel.

Alterner entre intensité et récupération

Pour un programme bien équilibré, il est recommandé de **varier l'intensité** de tes séances. Par exemple, alterner entre des séances de **haute intensité**, où tu donnes tout, et des séances plus légères ou axées sur la récupération. Cela permet à ton corps de s'adapter progressivement et de mieux encaisser les efforts physiques sans être surmené.

Un bon rythme pourrait être de faire 2 à 3 séances intenses par semaine, en les espaçant avec des jours de repos ou des séances plus douces. Si tu fais des séances plus courtes mais intenses (comme du HIIT), veille à accorder plus d'importance à la récupération pour éviter l'épuisement.

Entraînements HIIT et objectifs personnels

Le **HIIT** (High-Intensity Interval Training) est une méthode d'entraînement particulièrement efficace pour ceux qui cherchent à maximiser leurs résultats en un minimum de temps. L'idée du HIIT est d'alterner entre des périodes d'effort intense et des périodes de récupération plus courtes. Ce type d'entraînement est idéal si tu veux **améliorer ton cardio, brûler des calories**, et **renforcer tes muscles** en peu de temps.

Le principal avantage du HIIT, c'est qu'il sollicite tout ton corps et maintient ton métabolisme élevé pendant des heures après la séance, ce qu'on appelle l'**effet postcombustion**. Ainsi, même après ta séance, ton corps continue à brûler des calories, ce qui en fait une excellente option pour ceux qui cherchent à perdre du poids tout en améliorant leur condition physique générale.

Comment structurer une séance HIIT

Un entraînement HIIT se compose généralement de **courts intervalles** d'effort intense (de 20 à 45 secondes), suivis de **périodes de récupération active** ou de repos complet (15 à 30 secondes). Ces intervalles sont répétés pendant 10 à 30 minutes, selon ton niveau et tes objectifs. Par exemple, tu peux faire des cycles d'exercices comme les **burpees**, **jumping jacks**, **squats sautés**, et **mountain climbers** pour travailler à la fois ton cardio et ta force.

Les séances HIIT peuvent être adaptées à **tous les niveaux**. Si tu débutes, commence par des intervalles plus courts et des périodes de récupération plus longues. Au fur et à mesure que tu progresses, tu pourras augmenter l'intensité et réduire le temps de repos entre les séries.

Adapter le HIIT à tes objectifs personnels

Le HIIT est une méthode d'entraînement polyvalente qui peut être ajustée en fonction de tes objectifs personnels, que tu cherches à perdre du poids, à améliorer ta condition physique, ou à renforcer ta musculature.

- **Perte de poids** : Si ton objectif est de perdre du poids, le HIIT est une excellente option, car il permet de brûler un maximum de calories en peu de temps. Pour optimiser la perte de poids, inclure des exercices comme les **burpees**, **fentes sautées** et **mountain climbers** peut t'aider à maintenir un rythme cardiaque élevé tout au long de la séance.
- **Amélioration du cardio** : Si tu souhaites principalement améliorer ton endurance et ta capacité cardiovasculaire, concentre-toi sur des exercices qui sollicitent ton cœur, comme les **sprints sur place**, les **jumping jacks**, ou les **cordes à sauter**. Les périodes de haute intensité développent ta capacité à maintenir un effort sous pression, tandis que les intervalles de repos te permettent de récupérer rapidement.
- **Renforcement musculaire** : Si ton objectif est de développer la force et la résistance musculaire, intègre des exercices plus ciblés dans tes séances HIIT, comme des **pompes**, **planches** ou **squats**. Tu peux aussi utiliser des variations plus difficiles (comme les pompes pliométriques ou les squats sautés) pour travailler ta puissance musculaire.

Avantages du HIIT pour des objectifs variés

L'un des plus grands avantages du HIIT est qu'il peut être ajusté pour répondre à différents types d'objectifs, tout en restant **efficace** et **rapide**. En plus de son efficacité pour la perte de poids et le renforcement musculaire, le HIIT est aussi un excellent moyen de gagner du temps. En seulement 20 à 30 minutes, tu peux obtenir des résultats similaires à ceux d'une séance de cardio longue et d'un entraînement de renforcement.

En fonction de tes objectifs personnels, le HIIT peut être une partie intégrante de ton programme, en le combinant avec des séances plus longues de renforcement musculaire ou de mobilité pour un équilibre complet. L'essentiel est de personnaliser tes séances en fonction de tes besoins, de tes progrès, et de ce que tu souhaites atteindre. Le HIIT, grâce à sa flexibilité et son efficacité, te permet d'atteindre des objectifs divers, qu'il s'agisse de perte de poids, d'amélioration du cardio, ou de renforcement musculaire. Il s'adapte parfaitement à un emploi du temps chargé et peut être intégré facilement dans une routine, en fonction de ce que tu veux accomplir.

Je pense que beaucoup d'entre vous ont acheté ce livre avant tout pour découvrir les séances de sport. Et bonne nouvelle : on y arrive **enfin** ! Mais il me semblait essentiel, avant d'y plonger, de vous parler de tous les aspects du sport. Car un livre de sport ne se limite pas à fournir des séances toutes faites. Il est crucial de comprendre **comment travailler**, **comment organiser ses séances**, et surtout **comment exécuter correctement chaque exercice**. Pourquoi ? Parce que chaque corps est différent. Ce qui fonctionne pour une personne peut ne pas être adapté à une autre.

C'est pour cela que, bien que les programmes tout faits soient utiles, ils ne seront jamais aussi puissants que la capacité à **comprendre** comment créer ses propres séances, adaptées à ses objectifs et à son niveau. Mon objectif n'est pas seulement de te donner un programme à suivre, mais de t'aider à maîtriser les bases pour que tu puisses ajuster ton entraînement en fonction de tes besoins. Maintenant que tu connais les principes fondamentaux, tu es prêt(e) à aborder les **séances de sport**, avec une compréhension complète de ce qui fonctionne pour toi.

Chapitre 4 : 50 Jours de Sport

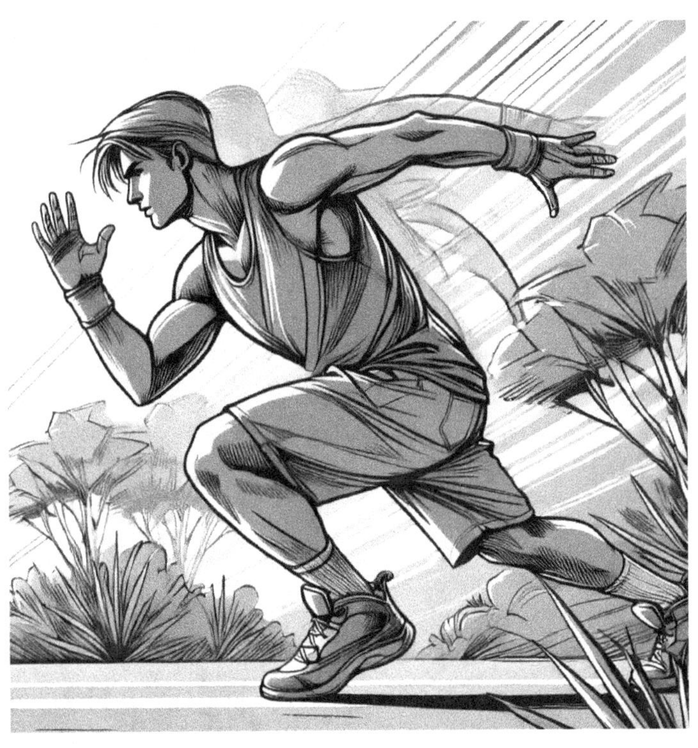

Introduction aux séances de la première semaine

Pour cette première semaine, l'objectif est simple : **remettre ton corps en forme** tout en te familiarisant avec les mouvements de base. Nous allons commencer par des séances **complètes**, mais modérées, qui te permettront de te remettre en action sans te surmener. Il ne s'agit pas d'aller trop vite, mais de préparer ton corps progressivement à des efforts plus intenses à venir.

Ces premières séances te permettront de travailler l'ensemble de ton corps, d'améliorer ta souplesse et ton endurance, tout en t'assurant que tu réalises bien les mouvements. C'est un passage essentiel pour éviter les blessures et te préparer à un rythme plus soutenu par la suite. L'idée est d'acquérir une base solide avant de monter en intensité les semaines suivantes. Nous allons donc commencer doucement pour réveiller ton corps et t'habituer à une routine régulière.

Une fois cette première phase terminée, nous augmenterons progressivement l'intensité pour te permettre de progresser à ton rythme et d'atteindre tes objectifs. (Si tu es perdu(e) sur les exercices, à la fin des 50 séances, je te propose un petit index qui t'explique comment les réaliser.)

Séance 1 – Début : Remise en forme douce

Objectif : Remettre en forme, tout au poids du corps
Durée estimée : 20-25 minutes

Échauffement (5 minutes)

- Rotations de bras : 30 secondes
- Cercles de hanches : 30 secondes
- Montées de genoux : 1 minute
- Jumping jacks : 1 minute
- Étirements légers : 2 minutes

Circuit principal (3 tours)

- Squats : 12 répétitions, repos 30 secondes
- Pompes sur les genoux : 10 répétitions, repos 30 secondes
- Planche statique : 20 secondes, repos 30 secondes
- Fentes arrière : 10 répétitions par jambe, repos 30 secondes
- Pont fessier : 15 répétitions, repos 30 secondes

Étirements (5 minutes)

- Quadriceps : 30 secondes par jambe
- Ischio-jambiers : 30 secondes par jambe
- Dos (chat/vache) : 1 minute
- Épaules : 30 secondes par bras
- Respiration profonde : 1 minute

Séance 2 – Niveau supérieur : Pour ceux qui veulent plus de défi

Objectif : Séance plus intense au poids du corps
Durée estimée : 25-30 minutes

Échauffement (5 minutes)

- Rotations de bras : 30 secondes
- Cercles de hanches : 30 secondes
- Jumping jacks rapides : 1 minute
- Montées de genoux rapides : 1 minute
- Étirements légers : 2 minutes

Circuit principal (3 tours)

- Squats sautés : 15 répétitions, repos 30 secondes
- Pompes classiques : 12 répétitions, repos 30 secondes
- Planche avec toucher d'épaule : 10 répétitions par côté, repos 30 secondes
- Fentes sautées : 10 répétitions par jambe, repos 30 secondes
- Mountain climbers : 30 secondes, repos 30 secondes

Étirements (5 minutes)

- Quadriceps : 30 secondes par jambe
- Ischio-jambiers : 30 secondes par jambe
- Dos (chat/vache) : 1 minute
- Épaules : 30 secondes par bras
- Respiration profonde : 1 minute

Séance jour 2 – Renforcement complet

Séance jour 2 – Renforcement complet avec options débutant et avancé

Objectif : Travailler l'ensemble du corps avec des options adaptées à chaque niveau.
Durée estimée : 25-30 minutes

Échauffement (5 minutes)

- Rotations des bras : 30 secondes
- Cercles de hanches : 30 secondes
- Montées de genoux : 1 minute
- Jumping jacks : 1 minute
- Étirements légers : 2 minutes

Circuit principal (3 tours)

1. **Pompes** :
   - **Débutant** : 20 répétitions (pompes sur les genoux) | **Avancé** : 20 répétitions (pompes claquées)
   - Repos : 30 secondes
2. **Squats** :
   - **Débutant** : 15 répétitions (squats classiques) | **Avancé** : 15 répétitions (squats sautés)
   - Repos : 30 secondes
   - Repos : 30 secondes
3. **Fentes avant** :
   - **Débutant** : 10 répétitions par jambe (fentes classiques) | **Avancé** : 10 répétitions par jambe (fentes sautées)

- Repos : 30 secondes
4. **Relevés de jambes (abdos)** :
   - **Débutant** : 12 répétitions (relevés de jambes classiques) | **Avancé** : 12 répétitions (relevés de jambes avec maintien en haut pendant 2 secondes)
   - Repos : 30 secondes
5. **Extensions de mollets** :
   - **Débutant** : 15 répétitions (extensions simples) | **Avancé** : 15 répétitions (extensions avec maintien en haut pendant 2 secondes)
   - Repos : 30 secondes
6. **Crunchs** :
   - **Débutant** : 20 répétitions (crunchs classiques) | **Avancé** : 20 répétitions (crunchs avec rotation pour engager les obliques)
   - Repos : 30 secondes
7. **Superman (bas du dos)** :
   - **Débutant** : 12 répétitions (sans pause) | **Avancé** : 12 répétitions (avec maintien en haut pendant 2 secondes)
   - Repos : 30 secondes

Étirements (5 minutes)

- Quadriceps : 30 secondes par jambe
- Ischio-jambiers : 30 secondes par jambe
- Dos (chat/vache) : 1 minute

Si vous n'arrivez pas à finir le circuit, baissez le nombre de tours ou faites le en plusieurs fois dans la journée.

Séance jour 3 – Repos actif

Objectif : Permettre à ton corps de récupérer tout en restant actif avec des activités légères.

Durée estimée : 20-30 minutes d'activité douce

Activités suggérées pour un repos actif :

1. **Yoga léger ou étirements profonds**
   - **Durée** : 20-30 minutes
   - **Bénéfices** : Relâche les tensions musculaires, améliore la souplesse et la mobilité, tout en apportant un effet relaxant.
2. **Vélo tranquille**
   - **Durée** : 20-30 minutes
   - **Bénéfices** : Une activité douce qui fait travailler le bas du corps sans impact, tout en améliorant le cardio à faible intensité.
3. **Nage légère**
   - **Durée** : 20-30 minutes
   - **Bénéfices** : Un excellent moyen de détendre tes muscles tout en bougeant, avec un impact quasi nul sur les articulations.
4. **Promenade en plein air ou randonnée douce**
   - **Durée** : 30 minutes ou plus
   - **Bénéfices** : Une activité apaisante qui t'aide à rester actif tout en profitant de la nature et en améliorant ton bien-être mental.

Séance jour 4 – Full Body avec options débutant et avancé

Objectif : Travailler tout le corps en variant les exercices, avec des options simples et avancées pour chaque groupe musculaire.
Durée estimée : 25-30 minutes

Échauffement (5 minutes) À partir de maintenant, je ne le réécrirai plus entièrement, ça sera toujours le même.

Circuit principal (3 tours)

1. **Pectoraux (pompes)**
   - **Débutant** : 15 répétitions (pompes sur les genoux) | **Avancé** : 15 répétitions (pompes claquées)
   - Repos : 30 secondes
2. **Jambes (squats)**
   - **Débutant** : 15 répétitions (squats classiques) | **Avancé** : 15 répétitions (squats sautés)
   - Repos : 30 secondes
3. **Dos (Superman)**
   - **Débutant** : 12 répétitions (sans maintien) | **Avancé** : 12 répétitions (avec maintien en haut pendant 2 secondes)
   - Repos : 30 secondes
4. **Abdominaux (crunchs)**
   - **Débutant** : 20 répétitions (crunchs classiques) | **Avancé** : 20 répétitions (crunchs avec rotation pour travailler les obliques)
   - Repos : 30 secondes

5. **Épaules (planche avec tapotement d'épaule)**
   - **Débutant** : 20 répétitions (tapotement d'épaule en position de planche sur les genoux) | **Avancé** : 20 répétitions (tapotement d'épaule en planche classique)
   - Repos : 30 secondes
6. **Mollets (extensions de mollets)**
   - **Débutant** : 15 répétitions (extensions simples) | **Avancé** : 15 répétitions (extensions avec maintien en haut pendant 2 secondes)
   - Repos : 30 secondes
7. **Fessiers (pont fessier)**
   - **Débutant** : 15 répétitions (pont fessier classique) | **Avancé** : 15 répétitions (pont fessier sur une jambe)
   - Repos : 30 secondes
8. **Cardio (mountain climbers)**
   - **Débutant** : 30 secondes (rythme modéré) | **Avancé** : 30 secondes (rythme rapide)
   - Repos : 30 secondes

Étirements (5 minutes)

Séance jour 5 – Full Body avec augmentation de la difficulté

Objectif : Augmenter l'intensité avec plus de répétitions, tout en restant sous 30 minutes.
Durée estimée : 25-30 minutes

Échauffement (5 minutes)

ircuit principal (3 tours)

1. **Pompes**
   - **Débutant** : 20 répétitions (pompes sur les genoux) | **Avancé** : 20 répétitions (pompes claquées)
   - Repos : 30 secondes
2. **Squats**
   - **Débutant** : 20 répétitions (squats classiques) | **Avancé** : 20 répétitions (squats sautés)
   - Repos : 30 secondes
3. **Planche**
   - **Débutant** : 30 secondes (planche classique) | **Avancé** : 30 secondes (planche avec levée de jambe alternée)
   - Repos : 30 secondes
4. **Fentes**
   - **Débutant** : 15 répétitions par jambe (fentes classiques) | **Avancé** : 15 répétitions par jambe (fentes sautées)
   - Repos : 30 secondes

5. **Relevés de jambes (abdominaux)**
   - **Débutant** : 20 répétitions (relevés de jambes classiques) | **Avancé** : 20 répétitions (avec maintien de 2 secondes en haut)
   - Repos : 30 secondes
6. **Extensions de mollets**
   - **Débutant** : 20 répétitions (extensions simples) | **Avancé** : 20 répétitions (avec maintien en haut pendant 2 secondes)
   - Repos : 30 secondes

Étirements (5 minutes)

Séance jour 6 – Full Body avec variation et intensité accrue

Objectif : Continuer à augmenter l'intensité tout en variant les exercices pour travailler l'ensemble du corps.
Durée estimée : 25-30 minutes

Échauffement (5 minutes)

Circuit principal (3 tours)

1. **Pompes diamants**
   - **Débutant** : 15 répétitions (pompes sur les genoux) | **Avancé** : 15 répétitions (pompes diamants)
   - Repos : 30 secondes

Comment faire des pompes diamants :

2. Mets-toi en position de pompe classique, mais place tes mains sous ta poitrine avec les pouces et les index se touchant, formant un **losange** ou un **diamant**.
3. Garde ton corps en ligne droite, des talons à la tête.
4. Descends en fléchissant les coudes tout en gardant les bras proches du corps. Amène ta poitrine vers tes mains.
5. Remonte en poussant sur tes mains jusqu'à revenir à la position de départ.

6. **Fentes arrière**
   - **Débutant** : 15 répétitions par jambe (fentes classiques) | **Avancé** : 15 répétitions par jambe (fentes sautées)
   - Repos : 30 secondes
7. **Mountain climbers**
   - **Débutant** : 30 secondes à rythme modéré | **Avancé** : 30 secondes à rythme rapide
   - Repos : 30 secondes
8. **Superman**
   - **Débutant** : 12 répétitions | **Avancé** : 12 répétitions avec maintien en haut pendant 2 secondes
   - Repos : 30 secondes
9. **Sit-ups (abdominaux)**
   - **Débutant** : 20 répétitions | **Avancé** : 20 répétitions avec rotation pour travailler les obliques
   - Repos : 30 secondes
10. **Pont fessier**
    - **Débutant** : 15 répétitions | **Avancé** : 15 répétitions sur une jambe
    - Repos : 30 secondes

Étirements (5 minutes)

Séance jour 7 – Full Body avec intensité et variation

Objectif : Augmenter la difficulté tout en variant les exercices pour solliciter l'ensemble du corps.
Durée estimée : 25-30 minutes
Échauffement (5 minutes)
Circuit principal (3 tours)

1. **Pompes larges**
   - **Débutant** : 15 répétitions (pompes sur les genoux) | **Avancé** : 15 répétitions (pompes larges pour solliciter les pectoraux)
   - Repos : 30 secondes

2. **Planche latérale**
   - **Débutant** : 20 secondes par côté (sur les genoux) | **Avancé** : 20 secondes par côté (planche complète)
   - Repos : 30 secondes

3. **Burpees**
   - **Débutant** : 10 répétitions sans pompe | **Avancé** : 10 répétitions complets (avec pompe)
   - Repos : 30 secondes

4. **Crunchs avec jambe levée**
   - **Débutant** : 20 répétitions (jambes au sol) | **Avancé** : 20 répétitions (jambes levées à 90°)
   - Repos : 30 secondes

5. **Relevés de mollets**
   - **Débutant** : 20 répétitions | **Avancé** : 20 répétitions (avec maintien de 2 secondes en haut)
   - Repos : 30 secondes

Étirements (5 minutes)

Après une semaine de sport, que tu sois débutant(e) ou que tu reviennes à une routine d'entraînement, tu peux déjà commencer à ressentir certains changements, aussi bien au niveau mental que physique. Voici à quoi tu peux t'attendre après ces premiers jours d'efforts :

Changements physiques

1. **Amélioration de l'endurance et de l'énergie** : Même après une courte période, tu peux déjà remarquer une légère amélioration de ton **endurance**. Les exercices qui te semblaient difficiles au début commencent à devenir plus accessibles, et tu te sens probablement **moins fatigué(e)** après les séances. En dehors des entraînements, tu peux aussi sentir une **augmentation générale de ton énergie** au quotidien.

2. **Moins de raideurs et plus de souplesse** : Au début, il est normal de ressentir des **courbatures** à cause du travail musculaire que ton corps n'avait pas l'habitude de faire. Cependant, après quelques jours, ces courbatures diminuent, et tu deviens plus **souple** et plus à l'aise dans tes mouvements. Tes articulations se mobilisent mieux et tes muscles commencent à s'adapter à l'effort.

3. **Posture améliorée** : Les exercices de renforcement musculaire, notamment pour le dos et le tronc, commencent à avoir un impact sur ta **posture**. Tu te tiens peut-être déjà un peu plus droit(e), et tu sens tes abdominaux plus engagés au quotidien.

Changements mentaux

1. **Humeur améliorée** : L'une des premières choses que tu peux remarquer après une semaine de sport est une **amélioration de ton humeur**. Le sport libère des endorphines, les hormones du bien-être, ce qui te permet de te sentir plus **positif(ve)** et **moins stressé(e)** après chaque séance.
2. **Augmentation de la motivation** : Si tu as réussi à te tenir à tes séances cette semaine, tu as probablement déjà commencé à ressentir un certain **sentiment d'accomplissement**. Tu réalises que, même si c'était difficile, tu es capable de faire ce que tu t'es promis. Cela renforce ta **motivation** pour continuer et progresser.
3. **Meilleure concentration** : L'activité physique régulière aide à améliorer ta **concentration** et ta **clarté mentale**. Tu peux déjà remarquer que tu es plus attentif(ve) dans tes activités quotidiennes, et que tu gères mieux ton emploi du temps.

Ce qui ne change pas encore

1. **Transformation physique visible** : Après une semaine, tu ne verras probablement pas encore de **changements visibles** importants sur ton corps, et c'est normal. Les résultats physiques prennent du temps, surtout en ce qui concerne la perte de graisse ou le développement musculaire visible. Ne t'inquiète pas, ces changements arriveront avec la régularité et la persévérance.
2. **Habitude bien ancrée** : Une semaine est un excellent début, mais ton corps et ton esprit n'ont pas encore complètement intégré l'**habitude du sport** dans ton quotidien. Il est donc essentiel de continuer, car la régularité sur plusieurs semaines est la clé pour que l'exercice devienne une seconde nature.

Séance jour 8 – Repos actif

Objectif : Permettre à ton corps de récupérer tout en restant en mouvement avec des activités légères.

Durée estimée : 20-30 minutes d'activité douce

Activités suggérées pour un repos actif :

1. **Marche rapide**
   - **Durée** : 30 minutes
   - **Bénéfices** : Améliore la circulation sanguine, aide à la récupération tout en gardant le corps en mouvement.
2. **Yoga doux ou stretching profond**
   - **Durée** : 20-30 minutes
   - **Bénéfices** : Détend les muscles, améliore la souplesse et calme l'esprit, parfait pour une journée de récupération.
3. **Balade à vélo**
   - **Durée** : 20-30 minutes
   - **Bénéfices** : Une activité douce qui travaille le bas du corps sans impact, tout en stimulant légèrement le cardio.
4. **Nage légère**
   - **Durée** : 20-30 minutes
   - **Bénéfices** : Permet de détendre les muscles et d'effectuer un mouvement sans impact sur les articulations.

Séance jour 9 – Haut du corps

Objectif : Renforcer les muscles du haut du corps, y compris les pectoraux, les épaules, les bras, et le dos.
Durée estimée : 25-30 minutes

Échauffement (5 minutes)
Circuit principal (3 tours)
1. **Pompes classiques**
   - **Débutant** : 15 répétitions (sur les genoux) | **Avancé** : 15 répétitions (pompes classiques)
   - Repos : 30 secondes
2. **Pompes diamants**
   - **Débutant** : 12 répétitions (sur les genoux) | **Avancé** : 12 répétitions (pompes diamants classiques)
   - Repos : 30 secondes
3. **Dips sur chaise (triceps)**
   - **Débutant** : 12 répétitions (pieds rapprochés) | **Avancé** : 12 répétitions (pieds tendus)
   - Repos : 30 secondes
4. **Superman (dos)**
   - **Débutant** : 12 répétitions (sans maintien) | **Avancé** : 12 répétitions (avec maintien de 2 secondes)
   - Repos : 30 secondes
5. **Relevés de bras (épaules)**
   - **Débutant** : 15 répétitions (sans poids) | **Avancé** : 15 répétitions (avec poids légers)
   - Repos : 30 secondes

Étirements (5 minutes)

Séance jour 10 – Spéciale abdos (15 minutes)

Objectif : Travailler les muscles abdominaux en 15 minutes sans épuiser le corps.
Durée estimée : 15 minutes

Échauffement rapide (3 minutes)
Circuit abdos (3 tours)
1. **Crunchs classiques**
   - **Débutant** : 20 répétitions | **Avancé** : 20 répétitions (avec pause de 2 secondes en haut)
   - Repos : 15 secondes
2. **Relevés de jambes**
   - **Débutant** : 15 répétitions | **Avancé** : 15 répétitions (avec maintien des jambes en haut pendant 2 secondes)
   - Repos : 15 secondes
3. **Planche**
   - **Débutant** : 20 secondes (sur les genoux) | **Avancé** : 30 secondes (en planche classique)
   - Repos : 15 secondes
4. **Planche latérale**
   - **Débutant** : 15 secondes par côté (sur les genoux) | **Avancé** : 20 secondes par côté (planche classique)
   - Repos : 15 secondes
5. **Mountain climbers (abdos et cardio)**
   - **Débutant** : 20 secondes (rythme modéré) | **Avancé** : 30 secondes (rythme rapide)
   - Repos : 15 secondes

Étirements rapides (2 minutes)

Séance jour 11 – Cardio rapide (moins de 20 minutes)

Objectif : Travailler l'endurance cardio-vasculaire et brûler des calories avec une séance courte et intense.
Durée estimée : 15-20 minutes

Échauffement (3 minutes)

Circuit cardio (2 tours)

1. **Jumping jacks**
   - **Débutant** : 30 secondes | **Avancé** : 45 secondes
   - Repos : 15 secondes
2. **Burpees**
   - **Débutant** : 8 répétitions (sans pompe) | **Avancé** : 10 répétitions (burpees complets avec pompe)
   - Repos : 15 secondes
3. **Mountain climbers**
   - **Débutant** : 20 secondes à rythme modéré | **Avancé** : 30 secondes à rythme rapide
   - Repos : 15 secondes
4. **Sauts latéraux (skaters)**
   - **Débutant** : 30 secondes | **Avancé** : 45 secondes
   - Repos : 15 secondes
5. **Sprints sur place**
   - **Débutant** : 20 secondes | **Avancé** : 30 secondes
   - Repos : 15 secondes

Étirements rapides (2 minutes)

Séance jour 12 – Repos actif

Objectif : Laisser le corps récupérer tout en restant légèrement actif avec des mouvements doux.
Durée estimée : 20-30 minutes d'activité légère

Activités suggérées pour un repos actif :

1. **Marche en plein air**
   - **Durée** : 20-30 minutes
   - **Bénéfices** : Améliore la circulation sanguine et aide à la récupération tout en restant actif sans impact sur les articulations.
2. **Yoga doux ou stretching profond**
   - **Durée** : 15-20 minutes
   - **Bénéfices** : Favorise la relaxation des muscles, améliore la souplesse et calme l'esprit, parfait pour une récupération active.
3. **Balade à vélo tranquille**
   - **Durée** : 20-30 minutes
   - **Bénéfices** : Un moyen simple de garder le corps en mouvement tout en favorisant la récupération.
4. **Étirements profonds**
   - **Durée** : 10-15 minutes
   - **Bénéfices** : Libère les tensions accumulées, améliore la flexibilité et aide à récupérer après les séances intenses.

Étirements recommandés (5 minutes)

Séance jour 13 – Bas du corps

Objectif : Renforcer les jambes, fessiers et mollets tout en restant sous 20 minutes.
Durée estimée : 15-20 minutes

Échauffement rapide (3 minutes)
Circuit bas du corps (3 tours)

1. **Squats**
   - **Débutant** : 15 répétitions (squats classiques) | **Avancé** : 15 répétitions (squats sautés)
   - Repos : 15 secondes
2. **Fentes avant**
   - **Débutant** : 10 répétitions par jambe (fentes classiques) | **Avancé** : 12 répétitions par jambe (fentes sautées)
   - Repos : 15 secondes
3. **Pont fessier**
   - **Débutant** : 15 répétitions (pont classique) | **Avancé** : 15 répétitions (sur une jambe)
   - Repos : 15 secondes
4. **Relevés de mollets**
   - **Débutant** : 15 répétitions | **Avancé** : 15 répétitions (avec maintien en haut pendant 2 secondes)
   - Repos : 15 secondes
5. **Squats sumo**
   - **Débutant** : 15 répétitions | **Avancé** : 15 répétitions (avec poids légers ou sans matériel)
   - Repos : 15 secondes

Étirements rapides (2 minutes)

Séance jour 14 – Mobilité et renforcement léger

Objectif : Améliorer la souplesse, la mobilité articulaire et renforcer légèrement les muscles, en laissant le corps récupérer en douceur.
Durée estimée : 15-20 minutes

Échauffement rapide (3 minutes)

Circuit de mobilité et renforcement (2 tours)

1. **Cercle de hanches (mobilité des hanches)**
   - **Débutant et avancé** : 30 secondes dans chaque sens
   - Repos : 15 secondes
2. **Pont fessier avec levée de jambe**
   - **Débutant** : 10 répétitions par jambe (pont classique) | **Avancé** : 10 répétitions par jambe (avec maintien en haut)
   - Repos : 15 secondes
3. **Étirement dynamique des ischio-jambiers**
   - **Débutant et avancé** : 30 secondes par jambe
   - Repos : 15 secondes
4. **Superman pour la mobilité du dos**
   - **Débutant** : 12 répétitions | **Avancé** : 12 répétitions avec maintien de 2 secondes
   - Repos : 15 secondes
5. **Étirement des épaules avec levée de bras**
   - **Débutant et avancé** : 30 secondes de chaque côté
   - Repos : 15 secondes
6. **Étirement dynamique des mollets (en fente)**
   - **Débutant et avancé** : 30 secondes par jambe
   - Repos : 15 secondes

Étirements statiques pour terminer (2 minutes)

Après **2 semaines de sport**, voici les principaux changements auxquels tu peux t'attendre :

Physique :

- **Amélioration de l'endurance** : Les exercices te semblent un peu plus faciles, et tu te fatigues moins vite.
- **Meilleure posture** : Tu commences à te tenir plus droit(e), grâce au renforcement du dos et du tronc.
- **Tonus musculaire** : Même si les résultats visuels sont encore limités, tu sens déjà tes muscles plus fermes.

Mental :

- **Plus d'énergie** : Tu te sens plus alerte et dynamique au quotidien.
- **Humeur améliorée** : Grâce aux endorphines libérées, tu te sens plus positif(ve) et moins stressé(e).
- **Motivation croissante** : Tu es fier(e) de tenir ton programme et de progresser.

Séance jour 15 – Haut du corps

Objectif : Renforcer les muscles du haut du corps.
Durée estimée : 15-20 minutes

Échauffement rapide (3 minutes)

Circuit haut du corps (3 tours)

1. **Pompes larges (pectoraux)**
   - **Débutant** : 15 répétitions (sur les genoux) | **Avancé** : 15 répétitions (pompes larges classiques)
   - Repos : 15 secondes
2. **Planche avec levée de bras (épaules et tronc)**
   - **Débutant** : 10 répétitions par bras (sur les genoux) | **Avancé** : 10 répétitions par bras (en planche classique)
   - Repos : 15 secondes
3. **Dips sur chaise (triceps)**
   - **Débutant** : 15 répétitions (pieds rapprochés) | **Avancé** : 15 répétitions (pieds tendus)
   - Repos : 15 secondes
4. **Superman avec levée de bras et jambes (dos)**
   - **Débutant** : 12 répétitions | **Avancé** : 12 répétitions avec maintien en haut pendant 2 secondes
   - Repos : 15 secondes
5. **Relevés de bras avec rotation (épaules et dos)**
   - **Débutant** : 15 répétitions (sans poids) | **Avancé** : 15 répétitions (avec poids légers ou bouteilles d'eau)
   - Repos : 15 secondes

Étirements rapides (2 minutes)

Séance jour 16 – Abdominaux

Objectif : Renforcer les abdominaux et le tronc.
Durée estimée : 15-20 minutes

Échauffement rapide (3 minutes)

Circuit abdos (3 tours)

1. **Crunchs classiques**
   - **Débutant** : 20 répétitions | **Avancé** : 25 répétitions (avec maintien de 2 secondes en haut)
   - Repos : 15 secondes
2. **Relevés de jambes**
   - **Débutant** : 15 répétitions | **Avancé** : 20 répétitions (avec maintien des jambes en haut pendant 2 secondes)
   - Repos : 15 secondes
3. **Planche classique**
   - **Débutant** : 30 secondes (sur les genoux) | **Avancé** : 45 secondes (planche complète)
   - Repos : 15 secondes
4. **Planche latérale**
   - **Débutant** : 15 secondes par côté (sur les genoux) | **Avancé** : 30 secondes par côté (planche complète)
   - Repos : 15 secondes
5. **Mountain climbers**
   - **Débutant** : 20 secondes à rythme modéré | **Avancé** : 30 secondes à rythme rapide
   - Repos : 15 secondes

Étirements rapides (2 minutes)

Séance jour 17 – Repos actif

Objectif : Permettre à ton corps de récupérer.
Durée estimée : 20-30 minutes d'activité légère

Activités suggérées pour un repos actif :

1. **Danse libre**
   - **Durée** : 20-30 minutes
   - **Bénéfices** : Une activité amusante qui combine mouvement, cardio léger et amélioration de la coordination sans stress sur le corps.
2. **Jeu d'équipe en plein air (foot, frisbee, volley)**
   - **Durée** : 20-30 minutes
   - **Bénéfices** : Améliore la coordination, le cardio léger, et permet de socialiser tout en bougeant sans impact excessif sur le corps.
3. **Bricolage actif (jardinage, peinture extérieure)**
   - **Durée** : 20-30 minutes
   - **Bénéfices** : Une manière productive de rester actif avec des mouvements de tout le corps, idéal pour travailler les muscles doucement.
4. **Randonnée légère avec exploration**
   - **Durée** : 20-30 minutes
   - **Bénéfices** : Découvre de nouveaux endroits tout en marchant à un rythme modéré, ce qui favorise la récupération tout en restant actif.

Étirements rapides (5 minutes)

Séance jour 18 – Cardio rapide et intense

Objectif : Travailler l'endurance cardio-vasculaire.
Durée estimée : 15-20 minutes

Échauffement rapide (3 minutes)

Circuit cardio (3 tours)

1. **Jumping jacks**
   - **Débutant** : 30 secondes | **Avancé** : 45 secondes
   - Repos : 15 secondes
2. **Burpees**
   - **Débutant** : 8 répétitions (sans pompe) | **Avancé** : 10 répétitions (burpees complets avec pompe)
   - Repos : 15 secondes
3. **High knees (montées de genoux rapides)**
   - **Débutant** : 30 secondes | **Avancé** : 45 secondes
   - Repos : 15 secondes
4. **Sauts latéraux (skaters)**
   - **Débutant** : 30 secondes | **Avancé** : 45 secondes
   - Repos : 15 secondes
5. **Sprint sur place**
   - **Débutant** : 20 secondes | **Avancé** : 30 secondes
   - Repos : 15 secondes

Étirements rapides (2 minutes)

Séance jour 19 – Bas du corps

Objectif : Renforcer les muscles des jambes et des fessiers avec des exercices variés.

Durée estimée : 15-20 minutes

Échauffement rapide (3 minutes)

Circuit bas du corps (3 tours)

Squats sumo

- o **Débutant** : 15 répétitions | **Avancé** : 20 répétitions (avec poids légers ou sans matériel)
- o Repos : 15 secondes

2. **Fentes arrière**
   - o **Débutant** : 10 répétitions par jambe | **Avancé** : 12 répétitions par jambe (avec saut pour les avancés)
   - o Repos : 15 secondes

3. **Pont fessier**
   - o **Débutant** : 15 répétitions | **Avancé** : 15 répétitions (sur une jambe)
   - o Repos : 15 secondes

4. **Relevés de mollets**
   - o **Débutant** : 20 répétitions | **Avancé** : 20 répétitions (avec maintien en haut pendant 2 secondes)
   - o Repos : 15 secondes

5. **Jump squats**
   - o **Débutant** : 10 répétitions (squats classiques) | **Avancé** : 15 répétitions (squats sautés)
   - o Repos : 15 secondes

Étirements rapides (2 minutes)

Séance jour 20 – Renforcement léger et mobilité

Objectif : Améliorer la mobilité et renforcer doucement le corps.
Durée estimée : 15-20 minutes

Échauffement doux (3 minutes)

Circuit renforcement léger et mobilité (2 tours)

1. **Pont fessier (renforcement léger)**
   - **Débutant et avancé** : 15 répétitions
   - Repos : 15 secondes
2. **Étirement dynamique des ischio-jambiers**
   - **Débutant et avancé** : 30 secondes par jambe
   - Repos : 15 secondes
3. **Superman (renforcement du dos)**
   - **Débutant** : 12 répétitions | **Avancé** : 12 répétitions avec maintien de 2 secondes en haut
   - Repos : 15 secondes
4. **Rotation du tronc avec étirement des bras**
   - **Débutant et avancé** : 30 secondes par côté
   - Repos : 15 secondes
5. **Cercles de hanches pour la mobilité**
   - **Débutant et avancé** : 30 secondes dans chaque sens
   - Repos : 15 secondes
6. **Planche statique (renforcement léger du tronc)**
   - **Débutant** : 20 secondes (sur les genoux) | **Avancé** : 30 secondes (planche classique)
   - Repos : 15 secondes

Étirements rapides (2 minutes)

Séance jour 21 – Full body (exercices simples)

Objectif : Travailler l'ensemble du corps avec des mouvements simples et accessibles pour tous niveaux.
Durée estimée : 15-20 minutes

Échauffement doux (3 minutes)

Circuit full body simple (3 tours)

1. **Squats**
   - **Débutant** : 15 répétitions (squats classiques) | **Avancé** : 20 répétitions (avec maintien en bas pendant 2 secondes)
   - Repos : 15 secondes
2. **Pompes sur les genoux**
   - **Débutant** : 10 répétitions | **Avancé** : 12 répétitions (pompes classiques)
   - Repos : 15 secondes
3. **Planche**
   - **Débutant** : 20 secondes (sur les genoux) | **Avancé** : 30 secondes (planche classique)
   - Repos : 15 secondes
4. **Fentes avant**
   - **Débutant** : 10 répétitions par jambe | **Avancé** : 12 répétitions par jambe
   - Repos : 15 secondes
5. **Pont fessier**
   - **Débutant** : 15 répétitions (pont classique) | **Avancé** : 20 répétitions (avec maintien de 2 secondes en haut)
   - Repos : 15 secondes

6. **Relevés de mollets**
    - ○ **Débutant** : 15 répétitions | **Avancé** : 20 répétitions (avec maintien en haut)
    - ○ Repos : 15 secondes
7. **Crunchs classiques**
    - ○ **Débutant** : 15 répétitions | **Avancé** : 20 répétitions (avec maintien en haut)
    - ○ Repos : 15 secondes

Étirements rapides (2 minutes)

Séance jour 22 – Repos actif

Objectif : Laisser le corps récupérer tout en restant légèrement actif.
Durée estimée : 20-30 minutes d'activité légère

Activités suggérées pour un repos actif :

1. **Stand-up paddle**
   - **Durée** : 20-30 minutes
   - **Bénéfices** : Améliore l'équilibre et engage doucement les muscles du tronc et des jambes, tout en étant relaxant.
2. **Balade en nature**
   - **Durée** : 20-30 minutes
   - **Bénéfices** : Parfaite pour apaiser l'esprit et détendre le corps, avec des mouvements légers et sans impact.
3. **Trampoline**
   - **Durée** : 15-20 minutes
   - **Bénéfices** : Activité ludique qui permet de rester actif tout en travaillant légèrement le cardio et la coordination.
4. **Étirements de tout le corps**
   - **Durée** : 15-20 minutes
   - **Bénéfices** : Soulage les tensions musculaires, améliore la flexibilité, et favorise la récupération après les séances intenses.

Étirements recommandés (5 minutes)

Séance jour 23 – Haut du corps

Objectif : Travailler les pectoraux, épaules, bras et dos.
Durée estimée : 15-20 minutes

Échauffement rapide (3 minutes)

Circuit haut du corps (3 tours)

1. **Pompes classiques**
   - **Débutant** : 12 répétitions (sur les genoux) | **Avancé** : 15 répétitions (pompes classiques)
   - Repos : 15 secondes
2. **Pompes serrées (triceps)**
   - **Débutant** : 10 répétitions (sur les genoux) | **Avancé** : 12 répétitions (pompes serrées)
   - Repos : 15 secondes
3. **Planche avec toucher d'épaule**
   - **Débutant** : 10 répétitions par bras (sur les genoux) | **Avancé** : 12 répétitions par bras (planche complète)
   - Repos : 15 secondes
4. **Dips sur chaise (triceps)**
   - **Débutant** : 10 répétitions (pieds rapprochés) | **Avancé** : 15 répétitions (pieds tendus)
   - Repos : 15 secondes
5. **Relevés de bras avec rotation (épaules)**
   - **Débutant** : 12 répétitions (sans poids) | **Avancé** : 15 répétitions (avec poids légers ou bouteilles d'eau)
   - Repos : 15 secondes

Étirements rapides (2 minutes)

Séance jour 24 – Abdominaux

Objectif : Renforcer les muscles abdominaux et le tronc.
Durée estimée : 15-20 minutes

Échauffement rapide (3 minutes)

Circuit abdos (3 tours)

1. **Crunchs classiques**
   - **Débutant** : 20 répétitions | **Avancé** : 25 répétitions (avec maintien en haut)
   - Repos : 15 secondes
2. **Relevés de jambes**
   - **Débutant** : 15 répétitions | **Avancé** : 20 répétitions (avec maintien des jambes en haut)
   - Repos : 15 secondes
3. **Planche classique**
   - **Débutant** : 20 secondes (sur les genoux) | **Avancé** : 30 secondes (planche complète)
   - Repos : 15 secondes
4. **Planche latérale**
   - **Débutant** : 15 secondes par côté (sur les genoux) | **Avancé** : 30 secondes par côté (planche complète)
   - Repos : 15 secondes
5. **Mountain climbers**
   - **Débutant** : 20 secondes à rythme modéré | **Avancé** : 30 secondes à rythme rapide
   - Repos : 15 secondes

Étirements rapides (2 minutes)

Séance jour 25 – Dos uniquement

Objectif : Renforcer les muscles du dos, améliorer la posture.
Durée estimée : 15-20 minutes

Échauffement rapide (3 minutes)

Circuit dos (3 tours)

1. **Superman**
   - **Débutant** : 15 répétitions | **Avancé** : 20 répétitions (avec maintien de 2 secondes en haut)
   - Repos : 15 secondes
2. **Pont fessier avec extension de dos**
   - **Débutant** : 12 répétitions (pont classique) | **Avancé** : 15 répétitions (avec maintien en haut)
   - Repos : 15 secondes
3. **Planche avec levée de bras**
   - **Débutant** : 10 répétitions par bras (sur les genoux) | **Avancé** : 12 répétitions par bras (en planche complète)
   - Repos : 15 secondes
4. **Extension du dos assis**
   - **Débutant** : 15 répétitions (dos droit) | **Avancé** : 20 répétitions (avec maintien de 2 secondes)
   - Repos : 15 secondes

Étirements rapides (2 minutes)

<h1 align="center">Séance jour 26 – Cardio</h1>

Objectif : Améliorer l'endurance cardio-vasculaire et brûler des calories en moins de 20 minutes.
Durée estimée : 15-20 minutes

Échauffement rapide (3 minutes)

Circuit cardio (3 tours)

1. **Jumping jacks**
   - **Débutant** : 30 secondes | **Avancé** : 45 secondes
   - Repos : 15 secondes
2. **Burpees**
   - **Débutant** : 8 répétitions (sans pompe) | **Avancé** : 10 répétitions (burpees complets avec pompe)
   - Repos : 15 secondes
3. **Mountain climbers**
   - **Débutant** : 30 secondes à rythme modéré | **Avancé** : 45 secondes à rythme rapide
   - Repos : 15 secondes
4. **Sauts latéraux (skaters)**
   - **Débutant** : 30 secondes | **Avancé** : 45 secondes
   - Repos : 15 secondes
5. **Sprint sur place**
   - **Débutant** : 20 secondes | **Avancé** : 30 secondes
   - Repos : 15 secondes

Étirements rapides (2 minutes)

Séance jour 27 – Repos actif

Objectif : Permettre au corps de récupérer tout en restant actif avec des mouvements doux et relaxants.
Durée estimée : 20-30 minutes d'activité légère

Activités suggérées pour un repos actif :

1. **Marche légère en plein air**
   - **Durée** : 20-30 minutes
   - **Bénéfices** : Favorise la circulation sanguine, aide à la récupération, et permet de profiter de l'extérieur sans impact important sur les muscles et les articulations.
2. **Natation douce**
   - **Durée** : 20 minutes
   - **Bénéfices** : Permet de travailler légèrement les muscles tout en relaxant les articulations grâce à l'absence de poids.
3. **Pilates doux ou yoga relaxant**
   - **Durée** : 15-20 minutes
   - **Bénéfices** : Améliore la mobilité, la flexibilité, et la posture tout en apportant une relaxation mentale et physique.
4. **Balade en vélo tranquille**
   - **Durée** : 20-30 minutes
   - **Bénéfices** : Permet de rester actif tout en sollicitant doucement les muscles des jambes et le cardio, sans impact intense.

Étirements recommandés (5 minutes)

Séance jour 28 – Renforcement musculaire

Objectif : Travailler tous les principaux groupes musculaires.
Durée estimée : 15-20 minutes

Échauffement rapide (3 minutes)

Circuit renforcement musculaire (3 tours)

1. **Squats**
   - **Débutant** : 15 répétitions (squats classiques) | **Avancé** : 20 répétitions (avec maintien en bas pendant 2 secondes)
   - Repos : 15 secondes
2. **Pompes**
   - **Débutant** : 12 répétitions (sur les genoux) | **Avancé** : 15 répétitions (pompes classiques)
   - Repos : 15 secondes
3. **Fentes avant**
   - **Débutant** : 10 répétitions par jambe | **Avancé** : 12 répétitions par jambe (avec saut pour les avancés)
   - Repos : 15 secondes
4. **Relevés de mollets**
   - **Débutant** : 15 répétitions | **Avancé** : 20 répétitions (avec maintien en haut)
   - Repos : 15 secondes
5. **Crunchs**
   - **Débutant** : 15 répétitions | **Avancé** : 20 répétitions (avec maintien en haut)
   - Repos : 15 secondes

Étirements rapides (2 minutes)

Séance jour 29 – Haut du corps

Objectif : Travailler le haut du corps.
Durée estimée : 15-20 minutes

Échauffement rapide (3 minutes)

Circuit haut du corps (3 tours)

1. **Pompes larges (pectoraux)**
   - **Débutant** : 12 répétitions (sur les genoux) | **Avancé** : 15 répétitions (pompes larges classiques)
   - Repos : 15 secondes
2. **Pompes serrées (triceps)**
   - **Débutant** : 10 répétitions (sur les genoux) | **Avancé** : 12 répétitions (pompes serrées classiques)
   - Repos : 15 secondes
3. **Planche avec levée de bras (épaules et tronc)**
   - **Débutant** : 10 répétitions par bras (sur les genoux) | **Avancé** : 12 répétitions par bras (en planche complète)
   - Repos : 15 secondes
4. **Superman avec levée de bras et jambes (dos)**
   - **Débutant** : 12 répétitions | **Avancé** : 15 répétitions avec maintien en haut pendant 2 secondes
   - Repos : 15 secondes
5. **Relevés de bras avec rotation (épaules et dos)**
   - **Débutant** : 12 répétitions (sans poids) | **Avancé** : 15 répétitions (avec poids légers ou bouteilles d'eau)
   - Repos : 15 secondes

Étirements rapides (2 minutes)

<h1 align="center">Séance jour 30 – Bras</h1>

Objectif : Renforcer les biceps et triceps.
Durée estimée : 15-20 minutes

Échauffement rapide (3 minutes)
Circuit bras (3 tours)

1. **Pompes serrées (triceps)**
   - **Débutant** : 10 répétitions (sur les genoux) | **Avancé** : 12 répétitions (pompes serrées classiques)
   - Repos : 15 secondes
2. **Dips sur chaise (triceps)**
   - **Débutant** : 12 répétitions (pieds rapprochés) | **Avancé** : 15 répétitions (pieds tendus)
   - Repos : 15 secondes
3. **Curl biceps avec poids ou bouteilles d'eau**
   - **Débutant** : 12 répétitions (avec bouteilles d'eau ou petits poids) | **Avancé** : 15 répétitions (avec poids plus lourds)
   - Repos : 15 secondes
4. **Planche avec tapotement d'épaule (triceps et biceps)**
   - **Débutant** : 10 répétitions par côté (sur les genoux) | **Avancé** : 12 répétitions par côté (en planche classique)
   - Repos : 15 secondes
5. **Relevés de bras latéraux (épaules et bras)**
   - **Débutant** : 12 répétitions (sans poids) | **Avancé** : 15 répétitions (avec poids légers ou bouteilles)
   - Repos : 15 secondes

Étirements rapides (2 minutes)

Séance jour 31 – Abdominaux

Objectif : Renforcer les muscles abdominaux et du tronc.
Durée estimée : 15-20 minutes

Échauffement rapide (3 minutes)

Circuit abdos (3 tours)

1. **Crunchs classiques**
   - **Débutant** : 20 répétitions | **Avancé** : 25 répétitions (avec maintien en haut)
   - Repos : 15 secondes
2. **Relevés de jambes**
   - **Débutant** : 15 répétitions | **Avancé** : 20 répétitions (avec maintien des jambes en haut pendant 2 secondes)
   - Repos : 15 secondes
3. **Planche classique**
   - **Débutant** : 20 secondes (sur les genoux) | **Avancé** : 30 secondes (planche complète)
   - Repos : 15 secondes
4. **Planche latérale**
   - **Débutant** : 15 secondes par côté (sur les genoux) | **Avancé** : 30 secondes par côté (planche complète)
   - Repos : 15 secondes

Étirements rapides (2 minutes)

Séance jour 32 – Repos actif

Objectif : Laisser le corps se reposer tout en restant actif.
Durée estimée : 20-30 minutes d'activité légère

Activités suggérées pour un repos actif :

1. **Marche tranquille en plein air**
   - **Durée** : 20-30 minutes
   - **Bénéfices** : Favorise la circulation sanguine et aide à récupérer sans solliciter intensément les muscles.
2. **Yoga doux**
   - **Durée** : 15-20 minutes
   - **Bénéfices** : Améliore la souplesse, favorise la relaxation et la détente mentale.
3. **Stretching complet**
   - **Durée** : 15-20 minutes
   - **Bénéfices** : Soulage les tensions musculaires, améliore la mobilité articulaire et aide à prévenir les raideurs après des séances intenses.
4. **Jeu léger (badminton, frisbee)**
   - **Durée** : 20-30 minutes
   - **Bénéfices** : Permet de rester actif de manière ludique tout en évitant un effort trop intense.
5. **Tai Chi ou Pilates doux**
   - **Durée** : 15-20 minutes
   - **Bénéfices** : Idéal pour la mobilité, la concentration, et l'équilibre tout en apportant une relaxation physique et mentale.

Étirements recommandés (5 minutes)

Séance jour 33 – Cardio

Objectif : Améliorer l'endurance cardio-vasculaire et brûler des calories en moins de 20 minutes.
Durée estimée : 15-20 minutes

Échauffement rapide (3 minutes)

Circuit cardio (3 tours)

1. **Jumping jacks**
   - **Débutant** : 30 secondes | **Avancé** : 45 secondes
   - Repos : 15 secondes
2. **Burpees**
   - **Débutant** : 8 répétitions (sans pompe) | **Avancé** : 10 répétitions (burpees complets avec pompe)
   - Repos : 15 secondes
3. **Mountain climbers**
   - **Débutant** : 30 secondes à rythme modéré | **Avancé** : 45 secondes à rythme rapide
   - Repos : 15 secondes
4. **Sprints sur place**
   - **Débutant** : 20 secondes | **Avancé** : 30 secondes
   - Repos : 15 secondes
5. **Sauts latéraux (skaters)**
   - **Débutant** : 30 secondes | **Avancé** : 45 secondes
   - Repos : 15 secondes

Étirements rapides (2 minutes)

Séance jour 34 – Bas du corps

Objectif : Renforcer les muscles des jambes et des fessiers.
Durée estimée : 15-20 minutes

Échauffement rapide (3 minutes)

Circuit bas du corps (3 tours)

1. **Squats sumo**
   - **Débutant** : 15 répétitions | **Avancé** : 20 répétitions (avec poids légers ou sans matériel)
   - Repos : 15 secondes
2. **Fentes arrière**
   - **Débutant** : 10 répétitions par jambe | **Avancé** : 12 répétitions par jambe (avec saut pour les avancés)
   - Repos : 15 secondes
3. **Pont fessier**
   - **Débutant** : 15 répétitions | **Avancé** : 15 répétitions (sur une jambe ou avec maintien en haut)
   - Repos : 15 secondes
4. **Relevés de mollets**
   - **Débutant** : 20 répétitions | **Avancé** : 20 répétitions (avec maintien en haut pendant 2 secondes)
   - Repos : 15 secondes
5. **Squats sautés**
   - **Débutant** : 10 répétitions (squats classiques) | **Avancé** : 15 répétitions (squats sautés)
   - Repos : 15 secondes

Étirements rapides (2 minutes)

Séance jour 35 – Renforcement global du corps

Objectif : Travailler l'ensemble des principaux groupes musculaires
Durée estimée : 15-20 minutes

Échauffement rapide (3 minutes)

Circuit renforcement global (3 tours)

1. **Squats**
   - **Débutant** : 15 répétitions (squats classiques) | **Avancé** : 20 répétitions (avec maintien en bas pendant 2 secondes)
   - Repos : 15 secondes
2. **Pompes**
   - **Débutant** : 12 répétitions (sur les genoux) | **Avancé** : 15 répétitions (pompes classiques)
   - Repos : 15 secondes
3. **Planche avec levée de bras**
   - **Débutant** : 10 répétitions par bras (sur les genoux) | **Avancé** : 12 répétitions par bras (planche complète)
   - Repos : 15 secondes
4. **Fentes avant**
   - **Débutant** : 10 répétitions par jambe | **Avancé** : 12 répétitions par jambe (avec saut pour les avancés)
   - Repos : 15 secondes
5. **Superman (dos)**
   - **Débutant** : 12 répétitions | **Avancé** : 15 répétitions avec maintien en haut pendant 2 secondes
   - Repos : 15 secondes

6. **Crunchs**
    - ○ **Débutant** : 15 répétitions | **Avancé** : 20 répétitions (avec maintien en haut)
    - ○ Repos : 15 secondes

Étirements rapides (2 minutes)

<h1 style="text-align:center">Séance jour 36 – Haut du corps</h1>

Objectif : Renforcer les muscles du haut du corps
Durée estimée : 15-20 minutes

Échauffement rapide (3 minutes)
Circuit haut du corps (3 tours)
1. **Pompes classiques**
    - **Débutant** : 12 répétitions (sur les genoux) | **Avancé** : 15 répétitions (pompes classiques)
    - Repos : 15 secondes
2. **Pompes serrées (triceps)**
    - **Débutant** : 10 répétitions (sur les genoux) | **Avancé** : 12 répétitions (pompes serrées)
    - Repos : 15 secondes
3. **Planche avec levée de bras (épaules et tronc)**
    - **Débutant** : 10 répétitions par bras (sur les genoux) | **Avancé** : 12 répétitions par bras (planche complète)
    - Repos : 15 secondes
4. **Dips sur chaise (triceps)**
    - **Débutant** : 12 répétitions (pieds rapprochés) | **Avancé** : 15 répétitions (pieds tendus)
    - Repos : 15 secondes
5. **Relevés de bras avec poids légers ou bouteilles (épaules et dos)**
    - **Débutant** : 12 répétitions (sans poids) | **Avancé** : 15 répétitions (avec poids légers ou bouteilles d'eau)
    - Repos : 15 secondes

Étirements rapides (2 minutes)

Séance jour 37 – Épaules

Objectif : Renforcer les épaules.
Durée estimée : 15-20 minutes

Échauffement rapide (3 minutes)

Circuit épaules (3 tours)

1. **Relevés de bras latéraux (deltoïdes moyens)**
   - **Débutant** : 12 répétitions (sans poids) | **Avancé** : 15 répétitions (avec poids légers ou bouteilles d'eau)
   - Repos : 15 secondes
2. **Relevés de bras frontaux (deltoïdes antérieurs)**
   - **Débutant** : 12 répétitions (sans poids) | **Avancé** : 15 répétitions (avec poids légers ou bouteilles d'eau)
   - Repos : 15 secondes
3. **Planche avec rotation des épaules**
   - **Débutant** : 10 répétitions par bras (sur les genoux) | **Avancé** : 12 répétitions par bras (en planche classique)
   - Repos : 15 secondes
4. **Pompes inclinées**
   - **Débutant** : 10 répétitions (pompes classiques) | **Avancé** : 12 répétitions (pompes inclinées)
   - Repos : 15 secondes
5. **Cercle de bras avec poids**
   - **Débutant** : 30 secondes (sans poids) | **Avancé** : 30 secondes (avec poids légers ou bouteilles d'eau)
   - Repos : 15 secondes

Étirements rapides (2 minutes)

Séance jour 38 – Abdominaux avec gainage et posture

Objectif : Renforcer les muscles abdominaux et le tronc.
Durée estimée : 15-20 minutes
Échauffement rapide (3 minutes)
Circuit abdos avec gainage (3 tours)

1. **Planche classique**
    - **Débutant** : 30 secondes (sur les genoux) | **Avancé** : 45 secondes (planche complète)
    - Repos : 15 secondes
2. **Planche latérale (travail des obliques)**
    - **Débutant** : 20 secondes par côté (sur les genoux) | **Avancé** : 30 secondes par côté (planche complète)
    - Repos : 15 secondes
3. **Superman en planche (extension bras/jambe opposée)**
    - **Débutant** : 10 répétitions par côté (en planche sur les genoux) | **Avancé** : 12 répétitions par côté (planche complète)
    - Repos : 15 secondes
4. **Mountain climbers (gainage dynamique)**
    - **Débutant** : 20 secondes à rythme modéré | **Avancé** : 30 secondes à rythme rapide
    - Repos : 15 secondes
5. **Planche avec levée de jambe (stabilité du tronc)**
    - **Débutant** : 10 répétitions par jambe (planche sur les genoux) | **Avancé** : 12 répétitions par jambe (planche complète)
    - Repos : 15 secondes

Étirements rapides (2 minutes)

Séance jour 39 – Repos actif

Objectif : Permettre au corps de récupérer tout en restant actif avec des activités légères et relaxantes.

Durée estimée : 20-30 minutes d'activité légère

Activités suggérées pour un repos actif :

1. **Marche relaxante en extérieur**
   - **Durée** : 20-30 minutes
   - **Bénéfices** : Aide à détendre le corps, améliore la circulation sanguine et permet de rester actif sans effort intense.
2. **Balade en vélo tranquille**
   - **Durée** : 20-30 minutes
   - **Bénéfices** : Un exercice doux qui engage légèrement les muscles des jambes tout en restant relaxant.
3. **Yoga doux ou étirements profonds**
   - **Durée** : 15-20 minutes
   - **Bénéfices** : Favorise la relaxation, améliore la souplesse et aide à relâcher les tensions dans le corps.
4. **Natation légère**
   - **Durée** : 20 minutes
   - **Bénéfices** : Sans impact, cette activité permet de se détendre tout en faisant bouger l'ensemble du corps de manière douce.

Étirements recommandés (5 minutes)

Séance jour 40 – Bas du corps

Objectif : Renforcer les muscles des jambes et des fessiers.
Durée estimée : 15-20 minutes

Échauffement rapide (3 minutes)
Circuit bas du corps (3 tours)

1. **Squats bulgares (unilatéral, avec chaise)**
   - **Débutant** : 10 répétitions par jambe (sans poids) | **Avancé** : 12 répétitions par jambe (avec haltères ou bouteilles)
   - Repos : 15 secondes
2. **Fentes sautées**
   - **Débutant** : 10 répétitions par jambe (fentes classiques) | **Avancé** : 12 répétitions par jambe (fentes sautées)
   - Repos : 15 secondes
3. **Pont fessier avec jambe levée**
   - **Débutant** : 10 répétitions par jambe (pont classique) | **Avancé** : 12 répétitions avec une jambe levée
   - Repos : 15 secondes
4. **Squats sumo**
   - **Débutant** : 15 répétitions | **Avancé** : 20 répétitions (avec poids ou maintien en bas pendant 2 secondes)
   - Repos : 15 secondes
5. **Relevés de mollets**
   - **Débutant** : 20 répétitions | **Avancé** : 25 répétitions (avec maintien de 2 secondes en haut)
   - Repos : 15 secondes

Étirements rapides (2 minutes)

Après **40 jours de pratique régulière**, voici les principaux changements physiques et mentaux auxquels on peut s'attendre :

Changements physiques :

1. **Renforcement musculaire visible** : Après 40 jours, tu peux commencer à voir une **tonification musculaire** plus prononcée, notamment dans les zones ciblées comme les abdos, les jambes, les bras et le dos. Même si cela varie selon les individus, la définition musculaire sera plus visible, surtout si tu as suivi un programme équilibré.
2. **Amélioration de l'endurance** : Tu te sens probablement **plus endurant(e)**. Les séances qui te semblaient difficiles au début sont devenues plus faciles, et tu peux maintenir un rythme plus intense sans te fatiguer aussi rapidement.
3. **Meilleure posture et équilibre** : En raison des exercices de gainage et de renforcement global, ta **posture** s'améliore et ton **équilibre** est plus stable. Cela se traduit par une position plus droite au quotidien et une meilleure coordination dans tes mouvements.
4. **Perte de poids et réduction de la masse graisseuse** : Si tu as suivi une alimentation équilibrée en parallèle, tu as probablement **perdu un peu de graisse** et ressens une légère transformation physique. Ton corps est plus affûté, surtout au niveau du tronc et des jambes.
5. **Augmentation de la souplesse** : Les étirements réguliers et les exercices de mobilité ont probablement amélioré ta **flexibilité**, ce qui réduit les raideurs musculaires et rend tes mouvements plus fluides.

Changements mentaux :

1. **Meilleure gestion du stress** : Grâce à la libération régulière d'endorphines pendant l'exercice, tu te sens probablement plus **détendu(e)** et mieux armé(e) pour faire face au stress. L'activité physique est un excellent régulateur émotionnel.
2. **Augmentation de la confiance en soi** : Le fait de constater tes progrès physiques et mentaux renforce ta **confiance en toi**. Tu te sens plus capable, tant dans le cadre de ton programme d'entraînement que dans d'autres aspects de ta vie.
3. **Motivation renforcée** : Après 40 jours, tu as sûrement établi une **routine**. Ce qui était au début un effort est maintenant une habitude, et ta motivation a grandi avec chaque progrès. Tu es plus régulier(e) et plus déterminé(e) à continuer.
4. **Plus grande clarté mentale** : L'exercice régulier améliore la **concentration** et la **clarté mentale**. Tu peux remarquer une meilleure productivité dans tes activités quotidiennes, ainsi qu'une meilleure gestion de ton temps.
5. **Discipline et persévérance** : Avoir suivi un programme pendant 40 jours prouve que tu as acquis une plus grande **discipline**. Cela se répercute non seulement dans ton entraînement, mais aussi dans d'autres domaines de ta vie, comme ton alimentation et tes responsabilités personnelles.

Séance jour 41 – Cardio

Objectif : Améliorer l'endurance cardio-vasculaire.
Durée estimée : 15-20 minutes

Échauffement rapide (3 minutes)

Circuit cardio (3 tours)

1. **Jumping jacks**
   - **Débutant** : 30 secondes | **Avancé** : 45 secondes
   - Repos : 15 secondes
2. **Burpees**
   - **Débutant** : 8 répétitions (sans pompe) | **Avancé** : 10 répétitions (burpees complets avec pompe)
   - Repos : 15 secondes
3. **Mountain climbers**
   - **Débutant** : 30 secondes à rythme modéré | **Avancé** : 45 secondes à rythme rapide
   - Repos : 15 secondes
4. **Sprints sur place**
   - **Débutant** : 20 secondes | **Avancé** : 30 secondes
   - Repos : 15 secondes
5. **High knees (montées de genoux rapides)**
   - **Débutant** : 30 secondes | **Avancé** : 45 secondes
   - Repos : 15 secondes
6. **Sauts latéraux (skaters)**
   - **Débutant** : 30 secondes | **Avancé** : 45 secondes
   - Repos : 15 secondes

Étirements rapides (2 minutes)

Séance jour 42 – Renforcement musculaire

Objectif : Renforcer tous les principaux groupes musculaires.

Durée estimée : 15-20 minutes

Échauffement rapide (3 minutes)

Circuit renforcement global (3 tours)

1. **Squats**
   - **Débutant** : 15 répétitions (squats classiques) | **Avancé** : 20 répétitions (avec maintien en bas pendant 2 secondes)
   - Repos : 15 secondes
2. **Pompes**
   - **Débutant** : 12 répétitions (sur les genoux) | **Avancé** : 15 répétitions (pompes classiques)
   - Repos : 15 secondes
3. **Planche avec levée de jambe**
   - **Débutant** : 10 répétitions par jambe (planche sur les genoux) | **Avancé** : 12 répétitions par jambe (planche classique)
   - Repos : 15 secondes
4. **Superman (dos)**
   - **Débutant** : 12 répétitions | **Avancé** : 15 répétitions avec maintien en haut pendant 2 secondes
   - Repos : 15 secondes
5. **Crunchs**
   - **Débutant** : 15 répétitions | **Avancé** : 20 répétitions (avec maintien en haut)
   - Repos : 15 secondes

Étirements rapides (2 minutes)

Séance jour 43 – Dos

Objectif : Renforcer les muscles du dos.
Durée estimée : 15-20 minutes

Échauffement rapide (3 minutes)

Circuit dos (3 tours)

1. **Superman (dos et lombaires)**
    - **Débutant** : 12 répétitions | **Avancé** : 15 répétitions (avec maintien de 2 secondes en haut)
    - Repos : 15 secondes
2. **Pont fessier avec extension de dos**
    - **Débutant** : 12 répétitions (pont classique) | **Avancé** : 15 répétitions (avec maintien en haut)
    - Repos : 15 secondes
3. **Rowing inversé (tirage avec une chaise ou une barre basse)**
    - **Débutant** : 10 répétitions | **Avancé** : 12 répétitions (prise plus serrée)
    - Repos : 15 secondes
4. **Extension du dos assis**
    - **Débutant** : 12 répétitions | **Avancé** : 15 répétitions (avec maintien de 2 secondes)
    - Repos : 15 secondes
5. **Swimmers (nageurs)**
    - **Débutant** : 20 répétitions | **Avancé** : 30 répétitions (alternance bras/jambes)
    - Repos : 15 secondes

Étirements rapides (2 minutes)

Séance jour 44 – Repos actif

Objectif : Récupérer activement avec des mouvements doux pour améliorer la circulation et éviter les raideurs musculaires.
Durée estimée : 20-30 minutes d'activité légère

Activités suggérées pour un repos actif :

1. **Balade en extérieur**
   - **Durée** : 20-30 minutes
   - **Bénéfices** : Permet de garder une activité légère, aide à détendre les muscles et à améliorer la circulation sanguine sans impact sur les articulations.
2. **Yoga doux ou stretching**
   - **Durée** : 15-20 minutes
   - **Bénéfices** : Améliore la souplesse et détend les muscles, idéal pour relâcher les tensions après plusieurs jours d'entraînement.
3. **Étirements complets**
   - **Durée** : 15-20 minutes
   - **Bénéfices** : Relâche les tensions dans tout le corps, améliore la mobilité, et aide à prévenir les raideurs après des séances intensives.
4. **Jeux légers (frisbee, badminton)**
   - **Durée** : 20-30 minutes
   - **Bénéfices** : Activité amusante et sans intensité excessive, parfait pour bouger tout en se relaxant.

Séance jour 45 – Pectoraux

Objectif : Travailler et renforcer les muscles pectoraux.
Durée estimée : 15-20 minutes

Échauffement rapide (3 minutes)

Circuit pectoraux (3 tours)

1. **Pompes classiques (pectoraux)**
   - **Débutant** : 12 répétitions (sur les genoux) | **Avancé** : 15 répétitions (pompes classiques)
   - Repos : 15 secondes
2. **Pompes inclinées (pectoraux supérieurs)**
   - **Débutant** : 10 répétitions (pompes inclinées avec les mains sur une surface surélevée) | **Avancé** : 12 répétitions (mains au sol, pieds surélevés sur une chaise)
   - Repos : 15 secondes
3. **Pompes larges**
   - **Débutant** : 10 répétitions (sur les genoux) | **Avancé** : 12 répétitions (pompes larges classiques)
   - Repos : 15 secondes
4. **Pompes diamant (pectoraux et triceps)**
   - **Débutant** : 8 répétitions (sur les genoux) | **Avancé** : 10 répétitions (pompes diamant classiques)
   - Repos : 15 secondes
5. **Dips sur chaise (pectoraux et triceps)**
   - **Débutant** : 10 répétitions | **Avancé** : 12 répétitions
   - Repos : 15 secondes

6. **Relevés de bras avec poids légers (pectoraux)**
    - **Débutant** : 12 répétitions (sans poids) | **Avancé** : 15 répétitions (avec poids légers ou bouteilles d'eau)
    - Repos : 15 secondes

Étirements rapides (2 minutes)

Séance jour 46 – Bras (biceps et triceps)

Objectif : Renforcer les biceps et triceps à travers des exercices simples mais efficaces.

Durée estimée : 15-20 minutes

Échauffement rapide (3 minutes)

Circuit bras (3 tours)

1. **Pompes serrées (triceps)**
   - **Débutant** : 10 répétitions (sur les genoux) | **Avancé** : 12 répétitions (pompes serrées classiques)
   - Repos : 15 secondes
2. **Dips sur chaise (triceps)**
   - **Débutant** : 12 répétitions (pieds rapprochés) | **Avancé** : 15 répétitions (pieds tendus)
   - Repos : 15 secondes
3. **Curl biceps avec poids ou bouteilles d'eau**
   - **Débutant** : 12 répétitions (avec bouteilles d'eau ou petits poids) | **Avancé** : 15 répétitions (avec poids plus lourds)
   - Repos : 15 secondes
4. **Relevés de bras latéraux (épaules et bras)**
   - **Débutant** : 12 répétitions (sans poids) | **Avancé** : 15 répétitions (avec poids légers ou bouteilles)
   - Repos : 15 secondes
5. **Triceps kickbacks avec poids (ou bouteilles)**
   - **Débutant** : 12 répétitions par bras | **Avancé** : 15 répétitions par bras
   - Repos : 15 secondes

Étirements rapides (2 minutes)

Séance jour 47 – Abdominaux

Objectif : Renforcer les muscles abdominaux et le tronc avec des exercices variés de gainage et de renforcement.
Durée estimée : 15-20 minutes

Échauffement rapide (3 minutes)

- Rotations du tronc : 30 secondes
- Montées de genoux : 1 minute
- Étirements dynamiques des jambes et du dos : 1 minute
- Respiration profonde : 30 secondes

Circuit abdos (3 tours)

1. **Crunchs classiques**
   - **Débutant** : 20 répétitions | **Avancé** : 25 répétitions (avec maintien en haut)
   - Repos : 15 secondes
2. **Relevés de jambes**
   - **Débutant** : 15 répétitions | **Avancé** : 20 répétitions (avec maintien des jambes en haut pendant 2 secondes)
   - Repos : 15 secondes
3. **Planche classique**
   - **Débutant** : 30 secondes (sur les genoux) | **Avancé** : 45 secondes (planche complète)
   - Repos : 15 secondes
4. **Planche latérale (obliques)**
   - **Débutant** : 20 secondes par côté (sur les genoux) | **Avancé** : 30 secondes par côté (planche complète)
   - Repos : 15 secondes

5. **Russian twist**
   - ○ **Débutant** : 20 répétitions | **Avancé** : 30 répétitions (avec ou sans poids)
   - ○ Repos : 15 secondes
6. **Mountain climbers (abdos et cardio)**
   - ○ **Débutant** : 20 secondes | **Avancé** : 30 secondes à rythme rapide
   - ○ Repos : 15 secondes

Étirements rapides (2 minutes)

Séance jour 48 – Repos actif

Objectif : Permettre au corps de récupérer activement.
Durée estimée : 20-30 minutes d'activité légère

Activités suggérées pour un repos actif :

1. **Marche tranquille**
   - **Durée** : 20-30 minutes
   - **Bénéfices** : Permet de rester en mouvement tout en favorisant la récupération et en réduisant les raideurs musculaires.
2. **Yoga relaxant**
   - **Durée** : 15-20 minutes
   - **Bénéfices** : Améliore la flexibilité, relâche les tensions musculaires, et favorise la détente mentale.
3. **Étirements légers**
   - **Durée** : 15-20 minutes
   - **Bénéfices** : Aide à détendre les muscles, améliore la mobilité articulaire et prévient les courbatures.
4. **Natation douce**
   - **Durée** : 20-30 minutes
   - **Bénéfices** : Activité à faible impact qui aide à détendre les muscles tout en maintenant une activité légère.
5. **Pilates doux ou Tai Chi**
   - **Durée** : 15-20 minutes
   - **Bénéfices** : Excellente activité pour améliorer l'équilibre, la mobilité et la relaxation tout en restant actif.

Étirements recommandés (5 minutes)

Séance jour 49 – Bas du corps

Objectif : Renforcer les muscles des jambes et des fessiers avec des exercices progressifs adaptés à tous niveaux.
Durée estimée : 15-20 minutes

Échauffement rapide (3 minutes)

Circuit bas du corps (3 tours)

1. **Squats classiques**
   - **Débutant** : 15 répétitions | **Avancé** : 20 répétitions (avec maintien en bas pendant 2 secondes)
   - Repos : 15 secondes
2. **Fentes arrière**
   - **Débutant** : 10 répétitions par jambe | **Avancé** : 12 répétitions par jambe (avec saut pour les avancés)
   - Repos : 15 secondes
3. **Pont fessier**
   - **Débutant** : 15 répétitions | **Avancé** : 20 répétitions (avec maintien en haut pendant 2 secondes)
   - Repos : 15 secondes
4. **Squats sumo**
   - **Débutant** : 15 répétitions | **Avancé** : 20 répétitions (avec ou sans poids)
   - Repos : 15 secondes
5. **Relevés de mollets**
   - **Débutant** : 20 répétitions | **Avancé** : 25 répétitions (avec maintien en haut pendant 2 secondes)
   - Repos : 15 secondes

6. **Fentes latérales**
    - **Débutant** : 10 répétitions par jambe | **Avancé** : 12 répétitions par jambe
    - Repos : 15 secondes

Étirements rapides (2 minutes)

Séance jour 50 – Renforcement musculaire global

Objectif : Renforcer tous les principaux groupes musculaires avec une séance équilibrée qui met l'accent sur l'ensemble du corps.
Durée estimée : 15-20 minutes

Échauffement rapide (3 minutes)

Circuit de renforcement global (3 tours)

1. **Squats**
   - **Débutant** : 15 répétitions | **Avancé** : 20 répétitions (avec maintien en bas pendant 2 secondes)
   - Repos : 15 secondes
2. **Pompes**
   - **Débutant** : 12 répétitions (sur les genoux) | **Avancé** : 15 répétitions (pompes classiques)
   - Repos : 15 secondes
3. **Fentes avant**
   - **Débutant** : 10 répétitions par jambe | **Avancé** : 12 répétitions par jambe (avec saut pour les avancés)
   - Repos : 15 secondes
4. **Planche avec levée de bras et jambe opposée**
   - **Débutant** : 10 répétitions par côté | **Avancé** : 12 répétitions par côté
   - Repos : 15 secondes
5. **Superman (dos)**
   - **Débutant** : 12 répétitions | **Avancé** : 15 répétitions avec maintien de 2 secondes
   - Repos : 15 secondes

6. **Crunchs classiques**
    - **Débutant** : 15 répétitions | **Avancé** : 20 répétitions (avec maintien en haut)
    - Repos : 15 secondes

Étirements rapides (2 minutes)

Alors, c'est passé vite non ? Qu'est-ce que vous en avez pensé ? Au cours de ces 50 jours, j'ai essayé de vous faire alterner différents types de séances et d'exercices pour vous offrir un tour d'horizon complet du sport sans matériel. Que vous soyez un(e) débutant(e) ou plus avancé(e), l'objectif était de vous montrer qu'il est possible de progresser, de renforcer votre corps et d'améliorer votre endurance, sans avoir besoin d'équipements sophistiqués ni de salles de sport.

Bilan physique :

Après ces 50 jours, vous avez probablement constaté des améliorations visibles. Vous avez pu :

- **Tonifier vos muscles** : Les séances régulières ont permis de renforcer et de sculpter vos bras, jambes, abdominaux et dos.
- **Améliorer votre posture** : Grâce au travail de gainage et de renforcement du tronc, vous vous tenez probablement plus droit(e), avec une meilleure stabilité.
- **Gagner en endurance** : Les exercices cardio, qu'ils soient courts mais intenses, ont sûrement contribué à accroître votre capacité à soutenir des efforts plus longs et plus intenses.
- **Affiner votre silhouette** : Si vous avez été régulier(e) dans vos efforts, vous avez peut-être perdu quelques centimètres ou kilos, tout en renforçant l'ensemble de votre corps.

Bilan mental :

Le sport, c'est aussi dans la tête ! Après ces 50 jours, vous avez sûrement ressenti des bénéfices sur le plan mental :

- **Augmentation de la motivation** : Chaque jour, vous avez repoussé vos limites, et c'est probablement devenu plus facile de vous motiver au fil des semaines.
- **Plus grande confiance en vous** : Atteindre chaque nouvelle étape et voir vos progrès a renforcé votre confiance en vos capacités physiques.
- **Gestion du stress** : Grâce à la libération d'endorphines, vous vous sentez sûrement plus calme, moins stressé(e) et plus en harmonie avec votre corps.
- **Discipline et persévérance** : Ces 50 jours vous ont appris à être régulier(e) et à ne pas abandonner, même lorsque la fatigue se faisait sentir.

Ce que vous avez appris :

Au-delà des simples résultats physiques et mentaux, vous avez acquis des **connaissances** sur :

- **Comment structurer vos séances** : Vous savez maintenant comment organiser une séance de sport, qu'il s'agisse de cardio, de renforcement ou de mobilité.
- **Écouter votre corps** : Vous avez appris à reconnaître les signaux de votre corps, à respecter vos limites, et à adapter vos séances en fonction de votre forme.
- **Progresser à votre rythme** : Chaque corps est différent, et ce programme vous a montré qu'il n'est pas nécessaire de tout réussir du premier coup. L'important, c'est de persévérer.

Et maintenant ?

Ces 50 jours ne sont que le début. Maintenant que vous avez acquis une base solide, l'idée est de continuer sur cette lancée. Vous pouvez reprendre les séances qui vous ont le plus plu, les adapter selon votre niveau actuel, ou même créer vos propres séances en fonction de vos objectifs. Si vous souhaitez aller plus loin, augmentez l'intensité, réduisez les temps de repos ou essayez de nouveaux défis.

Le sport est une aventure sans fin, et maintenant que vous avez vu tout ce dont votre corps est capable, il ne tient qu'à vous de continuer à le développer, jour après jour. Le plus difficile, c'était de commencer, et vous l'avez fait. Alors, prêt(e) pour la suite ?

Exercices pour le haut du corps :

1. **Pompes classiques**
   - **Comment faire** : Placez vos mains au sol, légèrement plus écartées que la largeur des épaules. Abaissez votre corps en gardant le dos droit et les abdominaux contractés jusqu'à ce que votre poitrine frôle le sol. Repoussez ensuite votre corps à la position initiale.
   - **Cible** : Pectoraux, épaules, triceps.
2. **Pompes serrées (diamant)**
   - **Comment faire** : Placez vos mains sous votre poitrine, formant un triangle avec vos pouces et index. Abaissez-vous en gardant les coudes proches du corps, puis repoussez-vous.
   - **Cible** : Triceps, pectoraux.
3. **Dips sur chaise**
   - **Comment faire** : Placez vos mains sur une chaise, pieds au sol devant vous. Pliez les coudes pour abaisser votre corps, puis repoussez jusqu'à la position initiale.
   - **Cible** : Triceps, épaules.
4. **Planche avec levée de bras**
   - **Comment faire** : En position de planche, soulevez un bras devant vous tout en gardant le corps stable, puis alternez avec l'autre bras.
   - **Cible** : Épaules, tronc.
5. **Superman**
   - **Comment faire** : Allongé(e) sur le ventre, levez simultanément les bras et les jambes en contractant le bas du dos. Maintenez puis relâchez.
   - **Cible** : Bas du dos, fessiers, épaules.

Exercices pour le bas du corps :

6. **Squats classiques**
   - **Comment faire** : Debout, pieds écartés à la largeur des épaules, pliez les genoux en abaissant les hanches vers le sol, tout en gardant le dos droit. Remontez en contractant les fessiers.
   - **Cible** : Quadriceps, fessiers.
7. **Squats sumo**
   - **Comment faire** : Comme un squat classique, mais avec les pieds plus écartés et les orteils pointés vers l'extérieur. Descendez en gardant le dos droit.
   - **Cible** : Intérieur des cuisses, fessiers.
8. **Fentes avant**
   - **Comment faire** : Faites un grand pas en avant et pliez les deux genoux pour abaisser les hanches jusqu'à ce que la jambe arrière touche presque le sol. Revenez en position debout.
   - **Cible** : Quadriceps, fessiers.
9. **Fentes arrière**
   - **Comment faire** : Faites un pas en arrière et pliez les deux genoux pour abaisser les hanches, en gardant la jambe avant stable. Revenez à la position initiale.
   - **Cible** : Quadriceps, fessiers.
10. **Relevés de mollets**
- **Comment faire** : Debout, pieds à plat, montez sur la pointe des pieds en contractant les mollets. Redescendez lentement.
- **Cible** : Mollets.
11. **Squats bulgares**

- **Comment faire** : Placez une jambe derrière vous sur une chaise, et faites des squats en appui sur l'autre jambe. Alternez après chaque série.
- **Cible** : Quadriceps, fessiers.

12. **Pont fessier**

- **Comment faire** : Allongé(e) sur le dos, pieds à plat au sol, soulevez les hanches en contractant les fessiers, puis redescendez.
- **Cible** : Fessiers, ischio-jambiers.

Exercices pour le tronc et les abdominaux :

13. **Crunchs classiques**
- **Comment faire** : Allongé(e) sur le dos, genoux pliés, soulevez le haut du corps en contractant les abdominaux. Redescendez sans reposer complètement les épaules au sol.
- **Cible** : Abdominaux.

14. **Relevés de jambes**
- **Comment faire** : Allongé(e) sur le dos, soulevez vos jambes droites jusqu'à former un angle de 90°, puis redescendez sans toucher le sol.
- **Cible** : Abdominaux inférieurs.

15. **Planche classique**
- **Comment faire** : En appui sur les avant-bras et les orteils, gardez le corps droit en contractant les abdominaux et les fessiers. Maintenez la position.
- **Cible** : Tronc, abdominaux.

16. **Planche latérale**
- **Comment faire** : En appui sur un avant-bras et le côté d'un pied, gardez le corps droit en contractant les obliques. Changez de côté après la série.
- **Cible** : Obliques, tronc.

17. **Russian twist**
- **Comment faire** : Assis(e), pieds levés, tournez le tronc de gauche à droite en contractant les obliques. Utilisez un poids si vous êtes avancé(e).
- **Cible** : Obliques, abdominaux.

18. **Mountain climbers**

- **Comment faire** : En position de planche, amenez alternativement un genou vers votre poitrine à un rythme rapide, en gardant le dos droit.
- **Cible** : Abdominaux, cardio.

19. **Superman bras/jambes opposés**

- **Comment faire** : Allongé(e) sur le ventre, soulevez simultanément un bras et la jambe opposée. Alternez ensuite.
- **Cible** : Bas du dos, fessiers, épaules.

Exercices cardio :

20. **Jumping jacks**
- **Comment faire** : Sautez en écartant les bras et les jambes, puis revenez en position initiale. Répétez rapidement.
- **Cible** : Cardio, coordination.
21. **Burpees**
- **Comment faire** : Accroupissez-vous, placez vos mains au sol, sautez en position de planche, faites une pompe (optionnel), puis revenez debout avec un saut.
- **Cible** : Cardio, tout le corps.
22. **Sauts latéraux (skaters)**
- **Comment faire** : Sautez latéralement d'un pied à l'autre en balançant les bras, comme un mouvement de patinage.
- **Cible** : Cardio, coordination, jambes.
23. **High knees (montées de genoux rapides)**
- **Comment faire** : Courez sur place en montant les genoux le plus haut possible à un rythme rapide.
- **Cible** : Cardio, abdominaux, jambes.
24. **Sprint sur place**
- **Comment faire** : Courez sur place en bougeant rapidement les jambes et les bras.
- **Cible** : Cardio, jambes.

Maintenant qu'on à vu les séances, voyons ensemble une série de conseils qui te permettront d'améliorer ton physique et tes performances au fur et à mesure du temps.

Chapitre 5 : Prendre Soin de Son Corps

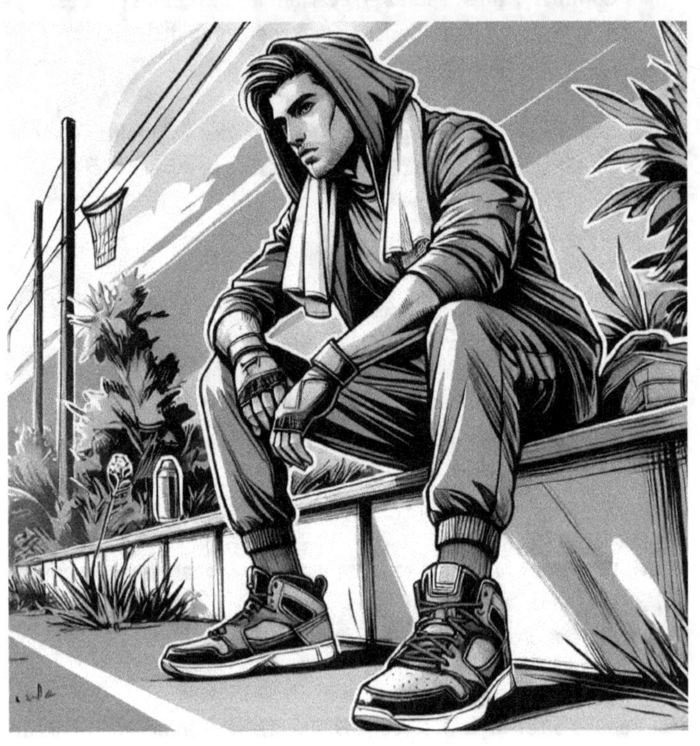

Nutrition : alimentation équilibrée et hydratation

Tu t'entraînes dur, et pour maximiser tes résultats, il faut bien nourrir ton corps. La nutrition, c'est une partie essentielle de ta progression. Ce que tu manges avant, pendant, et après tes séances a un impact direct sur ton énergie et ta récupération. On ne parle pas de régime strict, mais d'apprendre à manger de manière équilibrée et à rester bien hydraté(e) pour booster tes performances.

Alimentation équilibrée :

Une alimentation équilibrée, c'est donner à ton corps ce dont il a besoin pour être en forme, progresser, et récupérer après l'effort. Voici quelques conseils simples pour structurer tes repas :

1. **Les protéines, tes alliées pour construire du muscle** : Après chaque séance, tes muscles ont besoin de protéines pour se réparer et se renforcer. Pense à des aliments comme le poulet, les œufs, le poisson, ou encore des options végétales comme les lentilles ou le tofu. Tu n'as pas besoin de te gaver de protéines, mais en avoir une bonne dose dans chaque repas est un vrai plus.

2. **Les glucides, ton carburant** : Pour l'énergie, ce sont les glucides qui te propulsent. Avant une séance, un bon repas avec des glucides complexes (riz, pâtes complètes, patates douces) te donnera l'énergie nécessaire pour tenir le coup. Après l'effort, ils aident à refaire le plein d'énergie dans tes muscles.

3. **Les graisses saines, pour l'équilibre** : Tout le monde a besoin de bonnes graisses pour que tout fonctionne correctement, y compris ton corps d'athlète ! L'avocat, les noix, les graines ou

l'huile d'olive sont parfaits pour garder ton corps et ton cerveau en pleine forme.

4. **Ne néglige pas les fruits et légumes** : Ces petits trésors sont remplis de vitamines et minéraux, essentiels pour la récupération. Plus tu mets de couleurs dans ton assiette, mieux c'est pour ta santé.

L'hydratation, l'indispensable :

Tu pourrais être en pleine forme, mais si tu négliges l'hydratation, ton corps ne suivra pas. Boire assez d'eau, c'est vital pour que tes muscles fonctionnent bien, que ton esprit reste concentré, et pour éviter la fatigue inutile.

1. **Avant l'entraînement** : Bois régulièrement tout au long de la journée pour être bien hydraté(e) au moment de ta séance. Si tu attends d'avoir soif, c'est déjà trop tard !
2. **Pendant l'entraînement** : Si ta séance dure plus de 30 minutes, prends des petites gorgées d'eau de temps en temps. Si tu transpires beaucoup, pense à ajouter une boisson qui contient des électrolytes pour compenser ce que tu perds.
3. **Après l'entraînement** : Boire de l'eau après ta séance aide ton corps à récupérer et à éliminer les toxines. Un corps bien hydraté, c'est un corps plus performant.

Ce n'est pas sorcier : bien manger et bien s'hydrater, c'est la clé pour accompagner tes efforts et voir des résultats. N'oublie pas que la nutrition, tout comme l'entraînement, fait partie du chemin vers tes objectifs. C'est simple, mais super efficace !

Le sommeil et la récupération, on en parle souvent comme des éléments secondaires, mais en réalité, ils sont tout aussi essentiels que tes séances d'entraînement. Si tu veux voir des résultats et éviter de te retrouver à bout de souffle ou blessé(e), il faut absolument accorder du temps à ton corps pour qu'il se repose et récupère correctement. Sans ça, tu risques de stagner ou pire, de te faire mal.

Le sommeil, c'est là que tout se passe. Pendant que tu dors, ton corps ne fait pas que se reposer, il travaille dur pour réparer les muscles que tu as sollicités pendant la journée. Après chaque séance, quand tu sens tes muscles fatigués ou un peu douloureux, c'est en fait un signe que ton corps s'active pour les renforcer. Et c'est durant le sommeil que ce processus prend vraiment forme. Tes muscles se réparent, se reconstruisent et deviennent plus forts pendant que tu es au lit. Mais ce n'est pas tout. Dormir suffisamment, c'est aussi recharger tes batteries. Si tu dors bien, tu te réveilles avec une énergie retrouvée, prêt(e) à attaquer une nouvelle journée et ta prochaine séance d'entraînement avec plus de vigueur.

Le sommeil ne fait pas que renforcer ton corps, il est aussi crucial pour ton mental. Tu as sans doute remarqué qu'après une mauvaise nuit, ta motivation chute et tu te sens moins concentré(e). Quand tu dors bien, tu es plus alerte, tu prends de meilleures décisions, et tu restes plus motivé(e) à suivre ton programme. C'est une véritable clé pour rester sur la bonne voie et continuer à progresser jour après jour.

Mais la récupération ne s'arrête pas là. Il y a aussi ce qu'on appelle la récupération active. Les jours de repos ne sont pas à négliger. Ton corps a besoin de ces pauses pour assimiler tout l'effort que tu lui fais subir. Contrairement à ce qu'on pourrait croire, sauter les jours de repos ne te rendra pas plus fort(e). C'est même tout le contraire. Ces pauses permettent à tes muscles de se reconstruire et de devenir plus résistants. En ajoutant des journées de récupération active, comme une marche tranquille, des étirements ou une séance de yoga doux, tu continues à bouger sans épuiser ton corps. Ça favorise la circulation sanguine, ce qui aide aussi à la régénération musculaire.

Il est aussi important d'écouter ton corps. Chaque personne est différente, et parfois, tu ressentiras le besoin de prendre un jour de repos supplémentaire. Si tu sens que tu n'es pas complètement remis(e) ou que tu es encore fatigué(e), c'est tout à fait normal de te donner un peu plus de temps avant de te relancer à fond dans une nouvelle séance. Prendre soin de ton corps, c'est aussi savoir quand il a besoin d'une pause.

Le sommeil et la récupération sont des piliers de ta progression. En les prenant au sérieux, tu permettras à ton corps de grandir et de se renforcer de manière saine et durable. N'oublie pas, progresser ne signifie pas toujours forcer, mais savoir quand s'arrêter pour mieux repartir.

Le sommeil, comme on l'a vu avant, est super important pour ta progression. Il permet à ton corps de récupérer et de se renforcer, mais ce n'est pas tout. Bien dormir, c'est une chose, mais savoir gérer son stress et se relaxer est tout aussi essentiel. Un corps reposé ne suffit pas si ton esprit est tout le temps sous pression. C'est là que la gestion du stress et la relaxation deviennent super importantes. Elles ne sont pas seulement utiles pour ton bien-être mental, elles influencent aussi directement ta capacité à t'entraîner et à progresser.

Quand on pense au sport, on se concentre souvent sur l'effort physique, mais ton état d'esprit est tout aussi important. Si tu es stressé(e) ou tendu(e), ça devient plus dur de rester motivé(e) ou d'éviter les blessures. C'est pour ça qu'il est essentiel d'apprendre à te détendre. Cela te permettra non seulement de profiter davantage de tes séances, mais aussi de mieux lier ton corps et ton esprit.

Maintenant que tu as compris l'importance du sommeil, voyons comment gérer le stress et intégrer la relaxation dans ta routine. Ça t'aidera à tirer le meilleur de tes entraînements et à te sentir bien, même en dehors du sport.

Le sport est déjà un excellent moyen de relâcher la pression. Pendant une séance, ton corps libère des endorphines, ces hormones du bien-être, qui te font te sentir plus détendu(e) et heureux(se). Mais si le stress vient d'ailleurs (école, boulot, vie perso), il faut parfois plus que de l'exercice pour retrouver ton calme. C'est là que la relaxation intervient.

Se relaxer, ce n'est pas juste s'allonger et ne rien faire. Il y a plein de petites techniques simples que tu peux ajouter à ta routine, comme la respiration profonde ou la méditation. Ces pauses de quelques minutes permettent à ton corps de se relâcher et à ton esprit de faire un break. Par exemple, respirer profondément en te concentrant juste sur ton souffle peut vraiment t'aider à te détendre après une journée difficile.

Savoir gérer ton stress, c'est aussi adapter ton entraînement selon ton état d'esprit et ton énergie. Si tu as eu une journée épuisante, tu peux opter pour une séance plus légère, comme une petite marche ou une session d'étirements. Le sport doit te faire du bien, pas te stresser encore plus.

La relaxation physique est tout aussi importante. Les étirements après une séance ne sont pas là juste pour rendre ton corps plus souple, ils aident à relâcher les tensions accumulées pendant l'effort. Une bonne séance d'étirements peut te faire sentir plus léger(e) et détendu(e), et t'éviter les courbatures le lendemain. C'est comme une récompense pour ton corps après tout l'effort qu'il a fourni.

N'oublie pas non plus de prendre soin de ton esprit. La relaxation mentale, que ce soit à travers la méditation, la lecture, ou simplement en prenant du temps pour toi, t'aide à garder les idées claires et à rester motivé(e). Quand tu te détends mentalement, tu es beaucoup plus prêt(e) à revenir à l'entraînement avec de l'énergie et un meilleur focus.

Pour résumer, la nutrition, le sommeil et la gestion du stress sont les trois piliers qui complètent ton entraînement. Ce n'est pas juste une question de faire des pompes ou des squats, ton corps a besoin de carburant pour fonctionner, de repos pour se réparer, et d'une tête bien posée pour rester motivé(e) sur la durée.

Manger équilibré, boire suffisamment d'eau, et te reposer correctement te permettront de progresser plus vite et de rester en forme. Mais n'oublie pas aussi de te détendre. Que ce soit avec des moments de relaxation, des étirements, ou même des pauses mentales, ton esprit joue un rôle clé dans tes performances.

En prenant soin de ces trois aspects, tu te donnes toutes les chances d'atteindre tes objectifs de manière saine et durable. Tu progresses physiquement, mentalement, et tu te sens mieux dans ton corps, ce qui est, au final, le plus important.

Chapitre 6 : Concevoir Ses Propres Séances

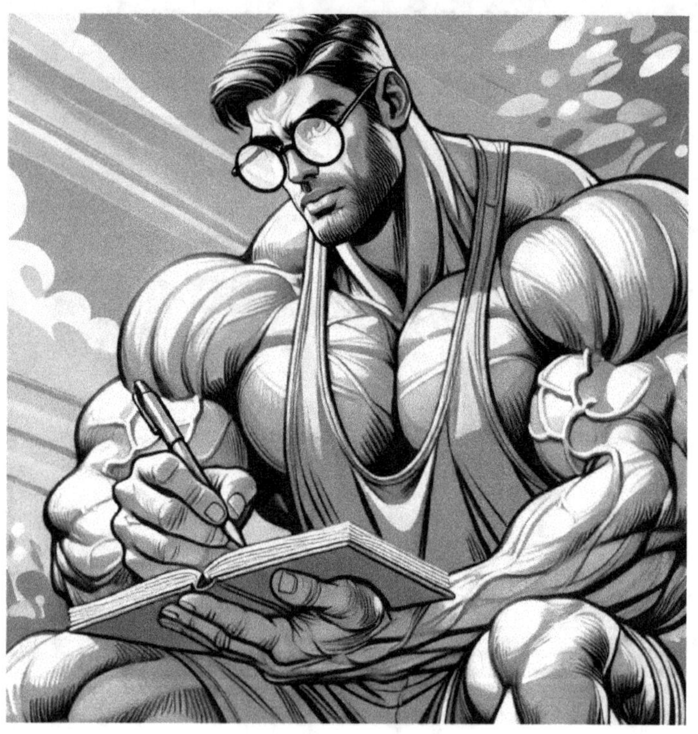

Créer des entraînements adaptés à ses objectifs

Tout le monde a un objectif différent en se lançant dans le sport. Certains veulent se muscler, d'autres cherchent à perdre du poids, améliorer leur endurance, ou simplement se sentir mieux dans leur corps. Mais pour atteindre un objectif, encore faut-il savoir ce que ça signifie vraiment et comment y parvenir. C'est là que le fait de **créer des entraînements adaptés à ses objectifs** devient important.

Qu'est-ce qu'un objectif ?

Un objectif, c'est une sorte de destination. C'est là où tu veux arriver avec ton entraînement. Par exemple, si tu veux être capable de courir 5 kilomètres sans t'arrêter, c'est un objectif. Si tu veux gagner en muscle ou perdre 5 kilos, ce sont aussi des objectifs. Il peut être physique (comme la perte de poids) ou mental (comme se sentir plus confiant), mais le plus important, c'est qu'il soit **clair et réalisable**.

Pourquoi se fixer un objectif ?

Sans objectif, tu risques de te sentir perdu(e) ou de perdre ta motivation en cours de route. C'est comme partir en voyage sans savoir où tu vas. Un objectif te donne une direction, une raison de t'entraîner régulièrement, et surtout un moyen de mesurer tes progrès. En te fixant un objectif, tu peux voir comment tu avances et ajuster tes efforts en fonction de tes résultats. C'est aussi un excellent moyen de rester motivé(e) à long terme.

Comment définir un bon objectif ?

Un bon objectif doit être **SMART** :

- **S**pécifique : Il doit être clair et précis. "Être en forme" est trop vague, mais "pouvoir faire 30 pompes" ou "perdre 3 kilos" est beaucoup plus spécifique.
- **M**esurable : Tu dois pouvoir évaluer tes progrès. Si ton objectif est de courir plus longtemps, mesure la distance ou le temps.
- **A**tteignable : L'objectif doit être réaliste. Si tu te fixes des attentes irréalistes, tu risques de te décourager. Commence par quelque chose de faisable.
- **R**éaliste : Il doit correspondre à tes capacités et à ton emploi du temps. Si tu ne peux t'entraîner que 3 fois par semaine, ne vise pas un objectif qui nécessite 7 séances.
- **T**emporel : Donne-toi une limite dans le temps. Fixe-toi des échéances pour rester concentré(e) et mesurer ta progression (par exemple : "perdre 2 kilos en un mois").

Comment atteindre ton objectif ?

Une fois ton objectif défini, il faut structurer ton entraînement autour de celui-ci. Si tu veux développer tes muscles, tu vas te concentrer sur des exercices de renforcement musculaire. Si ton but est de perdre du poids, tu vas intégrer plus de cardio dans tes séances. Et si tu veux simplement te sentir mieux dans ton corps, tu peux combiner des exercices de renforcement, de cardio, et des étirements.

L'important, c'est de **progresser par étapes**. Ne te précipite pas. Si ton objectif est de faire 50 pompes, commence par en faire 5 correctement, puis augmente petit à petit. La clé, c'est la **constance**. C'est en répétant des efforts réguliers que tu finiras par atteindre ton objectif. Il est aussi essentiel d'être **patient(e)**. Les résultats ne viennent pas en un jour, mais en gardant le cap, tu les verras arriver.

Adapter ses entraînements à ses objectifs

Chaque objectif nécessite une approche différente. Voici comment adapter ton programme selon tes besoins :

1. **Renforcement musculaire** : Si tu cherches à te muscler, mise sur des séances de renforcement avec des exercices comme les pompes, les squats, les fentes, et les planches. Augmente progressivement le nombre de répétitions et de séries pour te challenger.
2. **Perte de poids** : Pour perdre du poids, combine des exercices de renforcement et du cardio. Les entraînements en intervalles (HIIT) sont très efficaces pour brûler des calories en un minimum de temps.
3. **Endurance** : Si ton but est d'améliorer ton endurance, concentre-toi sur des exercices cardio, comme la course, le saut à la corde ou le vélo. Augmente progressivement la durée de tes séances pour te construire une meilleure capacité cardio-vasculaire.
4. **Flexibilité et bien-être** : Si tu veux te sentir mieux dans ton corps et améliorer ta flexibilité, intègre des séances de yoga ou d'étirements dans ta routine. La mobilité est tout aussi importante que la force ou l'endurance.

Rester motivé(e) tout au long du chemin

Atteindre un objectif demande du temps et de la persévérance. Pour éviter de te décourager, il est important de **célébrer chaque petite victoire**. Chaque séance que tu fais te rapproche un peu plus de ton but. Parfois, les progrès seront lents, mais ils seront là si tu restes régulier(e). Et n'oublie pas, si tu sens que ton objectif est trop difficile, tu peux toujours l'adapter. L'essentiel est de progresser à ton rythme.

Suivi des progrès et ajustements nécessaires

Une fois que tu t'es fixé un objectif et que tu as commencé à t'entraîner régulièrement, il est essentiel de suivre tes progrès. Pourquoi ? Parce que sans mesurer ce que tu fais, il devient difficile de savoir si tu avances dans la bonne direction ou si tu as besoin de changer quelque chose. Le suivi de tes progrès te permet non seulement de voir les résultats, mais aussi de rester motivé(e) en constatant que tes efforts portent leurs fruits.

Pourquoi suivre ses progrès ?

Le suivi des progrès te donne un retour concret sur ton évolution. Si tu sais où tu as commencé et où tu en es maintenant, tu peux évaluer ce qui fonctionne ou non. Par exemple, si ton objectif est de faire 50 pompes, tu peux mesurer combien tu en fais chaque semaine et constater une amélioration. Cela te permet aussi de rester **motivé(e)**. Voir des chiffres ou des résultats tangibles te donne envie de continuer et te prouve que tu es capable d'atteindre ton but.

Comment suivre tes progrès ?

Il existe plusieurs façons de mesurer tes progrès, selon ton objectif. Le plus important, c'est de choisir un moyen qui soit facile à utiliser et à consulter régulièrement. Voici quelques idées pour suivre tes résultats :

1. **Tenir un journal d'entraînement** : Note tes séances, les exercices que tu fais, les répétitions, les séries et les temps de repos. Cela te permet de voir combien tu t'améliores semaine après semaine.
2. **Prendre des photos** : Si ton objectif est lié à l'apparence physique (tonification, perte de poids, gain de muscles), prendre des photos de ton corps au fil des semaines te permet de visualiser les changements, même ceux qui sont subtils.
3. **Utiliser une application** : De nombreuses applications de fitness permettent de suivre tes performances, de noter tes entraînements, et même d'établir des statistiques. C'est un excellent moyen de garder un œil sur tes progrès de manière claire.
4. **Suivre des indicateurs spécifiques** : Par exemple, si tu travailles ton endurance, mesure la distance que tu cours ou le temps que tu tiens sur un exercice cardio. Pour le renforcement musculaire, note le nombre de répétitions ou la charge utilisée si tu utilises des poids.

Savoir quand ajuster ses entraînements

Le suivi des progrès n'est pas seulement là pour montrer ce qui va bien, mais aussi pour repérer quand quelque chose ne fonctionne pas. Parfois, tu constateras que tu n'évolues plus comme avant. Cela s'appelle atteindre un **palier**. Quand cela arrive, il est peut-être temps de réévaluer ton programme et de faire des ajustements.

Voici quelques signes qui montrent que des ajustements sont nécessaires :

- **Stagnation des résultats** :Quand tu fais les mêmes exercices pendant un certain temps, il arrive un moment où ton corps s'y habitue. Au début, les progrès sont rapides : tu te sens plus fort(e), plus endurant(e), tu vois des changements physiques. Mais au bout d'un moment, tu peux avoir l'impression de stagner. Tu fais les mêmes séances, tu mets les mêmes efforts, mais les résultats ne suivent plus. C'est ce qu'on appelle atteindre un **plateau**. C'est normal, et c'est simplement le signe que ton corps est devenu plus efficace dans l'exécution de ces exercices. Il ne fournit plus autant d'efforts qu'au début parce qu'il connaît déjà bien ces mouvements. Cette adaptation est un bon signe, cela prouve que ton corps s'est renforcé. Mais si tu veux continuer à progresser, il faut **changer quelque chose** dans ta routine. Cela ne signifie pas que tu dois tout revoir de A à Z, mais simplement faire quelques ajustements pour redonner un coup de fouet à ton entraînement. Une des premières options, c'est **d'augmenter l'intensité** de tes séances. Si tu fais toujours le même nombre de répétitions ou la même durée d'effort, ton corps s'y habitue et cesse de se challenger. Tu peux, par exemple, augmenter le nombre de répétitions que tu fais par série, réduire les temps de repos entre les exercices, ou encore ajouter une série supplémentaire à ton circuit habituel. Même de petits ajustements peuvent faire une grande différence. Une autre manière de relancer tes progrès est d'**introduire de nouveaux exercices**. Ton corps s'est peut-être habitué à certains mouvements, comme les squats ou les pompes. Si tu fais toujours les mêmes squats, pourquoi ne pas essayer des squats sautés ou des fentes pour solliciter tes muscles différemment ? De même, si tu fais des pompes classiques, passe aux pompes serrées ou inclinées pour varier le travail musculaire. Ces nouveaux mouvements forcent ton corps à s'adapter à nouveau, et tu retrouveras cette sensation de progression. Enfin, tu peux aussi **varier les types de séances**. Si tu te concentres uniquement sur des séances de renforcement musculaire, essaye d'ajouter un peu de cardio ou du HIIT (entraînement par intervalles de haute intensité). Cela peut t'aider à améliorer ton endurance tout en brûlant plus de calories. Si au contraire tu fais beaucoup de cardio, ajouter des exercices de renforcement musculaire peut te permettre de tonifier tes muscles et de voir de nouveaux résultats. L'idée est de ne pas laisser ton corps s'installer dans une routine trop confortable.

- **Fatigue excessive ou douleurs persistantes** : Si tu te sens fatigué(e) tout le temps ou que tu as des douleurs qui ne partent pas, c'est un signal que ton corps a besoin de repos ou que l'intensité est peut-être trop élevée. Dans ce cas, il est important de réduire l'effort ou de prendre plus de temps pour récupérer.

- **Perte de motivation** : Si tu perds l'envie de t'entraîner, c'est peut-être que ton programme n'est plus assez stimulant. Ajouter de nouveaux exercices, essayer de nouveaux sports ou te fixer de nouveaux défis peut redonner un coup de boost à ta motivation.

Adapter ton programme en fonction de tes progrès

Une fois que tu as identifié ce qui fonctionne et ce qui doit être ajusté, il est temps de **modifier ton programme** pour continuer à progresser. Par exemple :

- **Augmenter l'intensité** : Si tu trouves tes séances trop faciles, augmente le nombre de répétitions, la charge utilisée, ou réduis les temps de repos pour rendre l'entraînement plus exigeant.
- **Changer d'exercices** : Si tu as fait les mêmes exercices pendant plusieurs semaines, ton corps s'y est peut-être habitué. Introduire de nouveaux mouvements ou des variantes peut te sortir de cette routine.
- **Ajouter des défis** : Parfois, se fixer des mini-défis (par exemple, faire 5 pompes supplémentaires, courir 1 kilomètre de plus) permet de maintenir un haut niveau de motivation et de ne pas rester dans sa zone de confort.

Dans ce chapitre, nous avons vu à quel point il est important de **suivre ses progrès** pour rester motivé(e) et savoir si tu avances dans la bonne direction. En tenant un journal d'entraînement ou en utilisant des outils pour mesurer tes performances, tu peux voir clairement ce qui fonctionne et ce qui nécessite des ajustements. Il est tout à fait normal de **stagner** après un certain temps, car ton corps s'habitue aux efforts que tu lui imposes. Lorsque cela arrive, il faut adapter ton programme : **augmenter l'intensité**, **introduire de nouveaux exercices**, ou **varier tes séances** pour continuer à progresser. La clé est de ne jamais rester dans la même routine trop longtemps et de toujours chercher à **challenger ton corps** pour éviter les plateaux. Enfin, n'oublie pas de célébrer chaque petite victoire et de rester patient(e), car la progression est un processus continu.

Voici plusieurs exemples de **modèles de séances d'entraînement** que tu peux utiliser pour structurer tes semaines. Ces séances sont conçues pour travailler différents groupes musculaires de manière efficace et équilibrée. Il est important de rappeler que ces modèles doivent être adaptés à **tes objectifs** et **tes capacités**. Si tu débutes, tu peux commencer avec des versions plus légères de ces exercices et augmenter progressivement l'intensité.

Modèle 1 : Push, Pull, Legs

Le modèle "Push, Pull, Legs" est un classique qui divise tes séances en trois catégories principales. C'est une méthode efficace pour travailler chaque groupe musculaire avec assez de repos entre les séances, tout en permettant de faire plusieurs séances par semaine.

Jour 1 : Push (pectoraux, épaules, triceps)

- **Pompes** (4 séries de 12 répétitions)
- **Développé militaire avec haltères** (3 séries de 10 répétitions)
- **Dips sur chaise** (4 séries de 10 répétitions)
- **Pompes inclinées** (3 séries de 12 répétitions)
- **Élévations latérales pour les épaules** (3 séries de 12 répétitions)

Jour 2 : Pull (dos, biceps, avant-bras)

- **Rowing inversé** (4 séries de 10 répétitions)
- **Superman** (3 séries de 12 répétitions)
- **Tractions (ou tractions assistées)** (3 séries de 8 répétitions)
- **Curl biceps avec haltères** (3 séries de 12 répétitions)

- **Curl marteau** (3 séries de 10 répétitions)

Jour 3 : Legs (jambes, fessiers, mollets)

- **Squats** (4 séries de 12 répétitions)
- **Fentes avant** (3 séries de 10 répétitions par jambe)
- **Pont fessier** (3 séries de 15 répétitions)
- **Relevés de mollets** (4 séries de 20 répétitions)
- **Squats bulgares** (3 séries de 10 répétitions par jambe)

Répétition du cycle : Après une journée de repos, tu peux recommencer le cycle ou ajuster selon ton emploi du temps.

Modèle 2 : Séances quotidiennes équilibrées

Pour ceux qui préfèrent des **séances globales chaque jour**, ce modèle te permet de toucher tous les groupes musculaires de façon modérée, tout en ayant assez de temps pour la récupération. C'est parfait si tu as un emploi du temps serré ou si tu préfères travailler l'ensemble du corps à chaque séance.

Jour 1 : Séance full body

- **Squats** (3 séries de 15 répétitions)
- **Pompes** (3 séries de 12 répétitions)
- **Mountain climbers** (3 séries de 30 secondes)
- **Relevés de mollets** (3 séries de 20 répétitions)
- **Planche** (3 séries de 30 secondes)

Jour 2 : Séance cardio + core

- **Burpees** (4 séries de 10 répétitions)

- **Jumping jacks** (3 séries de 30 secondes)
- **Planche avec levée de jambe** (3 séries de 10 répétitions par jambe)
- **Crunchs** (3 séries de 20 répétitions)
- **Superman** (3 séries de 12 répétitions)

Jour 3 : Séance renforcement + gainage

- **Pompes serrées** (3 séries de 10 répétitions)
- **Fentes arrière** (3 séries de 12 répétitions par jambe)
- **Planche latérale** (3 séries de 30 secondes par côté)
- **Pont fessier** (3 séries de 15 répétitions)
- **Planche classique** (3 séries de 40 secondes)

Modèle 3 : Split par groupe musculaire sur 5 jours

Si tu veux te concentrer chaque jour sur un groupe musculaire spécifique, ce modèle en **5 jours** est une bonne option. Tu donnes à chaque groupe musculaire le temps et l'attention nécessaires pour se développer, tout en ayant des journées de repos dédiées.

Jour 1 : Pectoraux

- **Pompes** (4 séries de 12 répétitions)
- **Dips sur chaise** (3 séries de 12 répétitions)
- **Pompes inclinées** (4 séries de 10 répétitions)

Jour 2 : Dos

- **Superman** (4 séries de 15 répétitions)
- **Rowing inversé** (3 séries de 12 répétitions)
- **Pull-ups ou tractions assistées** (3 séries de 8 répétitions)

Jour 3 : Jambes

- **Squats** (4 séries de 15 répétitions)
- **Fentes avant** (4 séries de 12 répétitions par jambe)
- **Relevés de mollets** (4 séries de 20 répétitions)

Jour 4 : Épaules et bras

- **Élévations latérales** (3 séries de 12 répétitions)
- **Curl biceps avec haltères** (3 séries de 12 répétitions)
- **Dips** (3 séries de 10 répétitions)

Jour 5 : Abdominaux et core

- **Planche** (4 séries de 30 secondes)
- **Relevés de jambes** (4 séries de 12 répétitions)
- **Russian twist** (3 séries de 20 répétitions par côté)

L'essentiel, avec ces modèles, c'est de les adapter à **tes objectifs** et à ton **niveau**. Si tu cherches à **gagner en force**, tu peux augmenter l'intensité ou le poids utilisé. Si ton objectif est de **perdre du poids**, tu peux ajouter plus d'exercices cardio ou des circuits de haute intensité (HIIT). Et si tu es débutant(e), commence par des séries et répétitions plus modérées, puis augmente à mesure que tu progresses.

Le but est de te donner une structure, mais tu es libre d'ajuster ces séances en fonction de ce qui te convient le mieux. L'important est d'être **constant(e)** et de toujours chercher à progresser, que ce soit en augmentant l'intensité, la difficulté, ou la variété des exercice.

Chapitre 7 : Rester Motivé

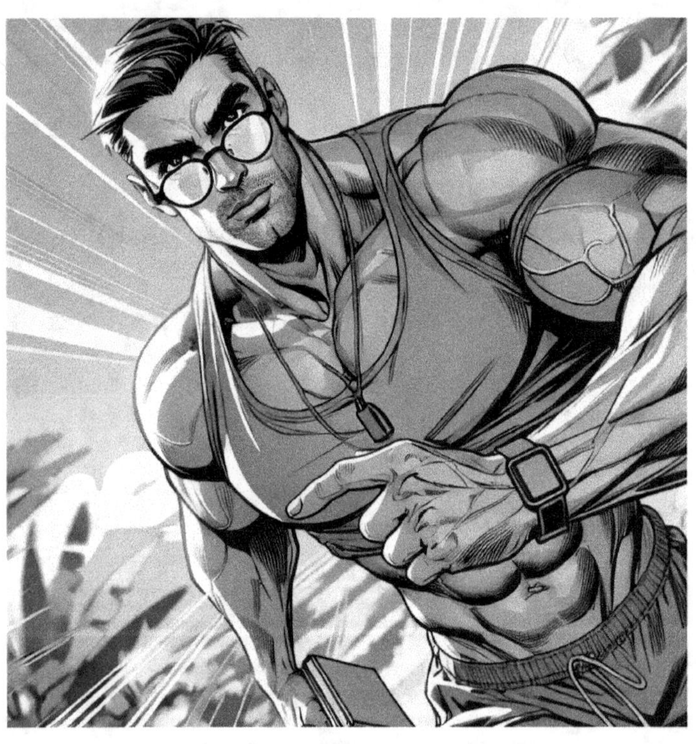

La fatigue, la frustration et les blessures sont des obstacles que tout le monde rencontre à un moment donné dans son parcours sportif. Ces moments peuvent être décourageants, mais ils font partie du processus. Ce qui compte, c'est de savoir comment les gérer pour ne pas abandonner et continuer à progresser de manière saine et sécurisée.

La fatigue est une réaction naturelle de ton corps face à l'effort, mais il est important de savoir faire la différence entre une fatigue normale et un épuisement qui peut mener à des blessures. Lorsque tu t'entraînes régulièrement, ton corps a besoin de temps pour se reposer et se régénérer. Si tu ne lui donnes pas assez de repos, tu risques de ralentir ta progression. La clé, c'est d'écouter ton corps. Si tu sens que tu es plus fatigué(e) que d'habitude, accorde-toi une pause. Une journée de repos supplémentaire ne va pas te faire perdre tes progrès, au contraire, elle te permettra de revenir plus fort(e). Si tu ressens le besoin de bouger malgré tout, opte pour une séance plus légère, comme une marche ou une session d'étirements. Cela te permet de rester actif(ve) sans trop solliciter ton corps. Il est également important de bien dormir et de manger équilibré, car le sommeil et la nutrition jouent un rôle crucial dans ta récupération.

La frustration fait également partie du parcours. Parfois, tu auras l'impression de ne pas avancer ou même de régresser. Tu pourrais te sentir découragé(e) si les résultats tardent à venir. Dans ces moments-là, il est important de te rappeler que la progression n'est jamais linéaire. Fixe-toi des mini-objectifs pour retrouver la motivation. Par exemple, essaye d'ajouter quelques répétitions à un exercice ou de courir un peu plus longtemps. Chaque petite victoire te rapproche de ton but final. Si ta routine te semble monotone ou que tu perds l'envie, essaye de varier les séances. Intégrer de nouveaux exercices ou explorer d'autres sports peut redonner un coup de frais à ton entraînement. Et surtout, souviens-toi toujours de ce qui t'a motivé(e) à commencer.

Les blessures sont sans doute ce qu'il y a de plus frustrant, car elles peuvent te forcer à t'arrêter. Mais elles ne sont pas une fatalité, et tu peux souvent les éviter avec quelques précautions. L'échauffement avant chaque séance est essentiel pour préparer tes muscles, et les étirements après l'effort permettent de relâcher les tensions accumulées. Il est aussi crucial de bien respecter la technique des exercices. Une mauvaise exécution est l'une des principales causes de blessures. Si, pendant ou après un exercice, tu ressens une douleur vive, ne l'ignore pas. C'est un signe que quelque chose ne va pas, et il vaut mieux arrêter immédiatement pour ne pas aggraver la situation. Et si tu t'es blessé(e), prends le temps de guérir. Ne te précipite pas à retourner à l'entraînement, car une reprise trop rapide peut prolonger ou aggraver la blessure.

En bref, la gestion de la fatigue, de la frustration et des blessures est une étape inévitable dans ton parcours. Il faut apprendre à écouter ton corps et à ajuster tes séances en fonction de ton état. Certaines journées seront plus difficiles que d'autres, mais l'essentiel est de rester patient(e), de ne pas se décourager, et de continuer à avancer, petit à petit. Avec du temps et de la persévérance, tu verras que ces moments difficiles te rendront plus fort(e) et te rapprocheront de tes objectifs.

Astuces pour rester motivé et engagé

Se lancer dans un programme sportif est une chose, mais rester motivé(e) et engagé(e) sur le long terme en est une autre. Il est tout à fait normal de connaître des hauts et des bas dans ta motivation, surtout quand les résultats ne sont pas immédiats ou que tu te sens fatigué(e). Mais heureusement, il existe plusieurs astuces simples pour rester motivé(e) et continuer à avancer, même pendant les moments de doute ou de fatigue.

1. Fixe-toi des objectifs clairs et atteignables

Avoir un objectif précis te donne une direction et un but à atteindre. Que ce soit courir 5 km sans t'arrêter, perdre quelques kilos, ou simplement te sentir mieux dans ton corps, l'important est que cet objectif soit réalisable. Divise ton grand objectif en petits objectifs plus faciles à atteindre. Par exemple, si ton but est de faire 50 pompes, commence par en faire 5, puis augmente progressivement. Chaque petit succès te rappellera que tu progresses, et c'est très encourageant.

2. Planifie tes séances à l'avance

Établir un planning de tes séances te permet de t'y tenir plus facilement. Quand tes entraînements sont inscrits dans ton emploi du temps, tu les considères comme des rendez-vous importants. Il est aussi plus facile de se motiver quand tu sais exactement ce que tu dois faire chaque jour. Si tu as une routine bien établie, tu ne perds pas de temps à te demander si tu dois t'entraîner ou non, c'est déjà prévu.

3. Varie tes entraînements

Rien n'est plus démotivant que la monotonie. Si tu fais toujours les mêmes exercices, ta routine peut vite devenir ennuyeuse. Pour éviter ça, essaye d'ajouter de la variété à tes séances. Change régulièrement d'exercices, essaye de nouvelles méthodes d'entraînement comme le HIIT, le yoga, ou même la danse. En variant les plaisirs, tu entretiendras ton envie de continuer et tu découvriras peut-être des activités qui te plaisent encore plus.

4. Entraîne-toi avec un(e) ami(e)

L'entraînement en solo peut être motivant, mais parfois, partager cette expérience avec quelqu'un d'autre rend les choses plus amusantes. Trouver un(e) ami(e) ou un partenaire d'entraînement peut te pousser à te surpasser. Vous vous encouragerez mutuellement et vous passerez un bon moment ensemble. C'est aussi un bon moyen de rendre les séances moins pénibles quand la motivation manque.

5. Célèbre chaque progrès

Peu importe la taille de tes progrès, il est important de les célébrer. Qu'il s'agisse d'avoir couru 1 km de plus que d'habitude, d'avoir réussi à faire des pompes sur les pieds au lieu des genoux, ou d'avoir simplement tenu un rythme régulier pendant une semaine, tout cela mérite d'être reconnu. Célébrer tes petites victoires te rappelle que tu es sur la bonne voie et que tes efforts portent leurs fruits.

6. Visualise ton succès

La visualisation est une technique puissante pour rester motivé(e). Imagine-toi en train d'atteindre ton objectif. Visualise les changements physiques et mentaux que tu espères obtenir, comme une meilleure forme, plus de confiance en toi ou simplement le plaisir de te sentir plus fort(e). Quand tu as des moments de doute, revenir à cette image mentale peut te redonner l'envie de continuer.

7. Rappelle-toi pourquoi tu as commencé

Il est facile de se perdre en chemin, surtout lorsque la fatigue ou la frustration s'installent. Dans ces moments-là, prends quelques minutes pour te rappeler pourquoi tu as commencé. Est-ce pour améliorer ta santé ? Pour te sentir mieux dans ta peau ? Pour relever un défi personnel ? Revenir à ces raisons initiales te reconnecte à ton objectif principal et te redonne la motivation pour avancer.

8. Ne sois pas trop dur(e) avec toi-même

Il y aura des jours où tu n'auras pas envie de t'entraîner, où tu te sentiras moins en forme, ou où tu ne feras pas autant de progrès que tu l'espérais. C'est tout à fait normal. L'important est de ne pas te décourager et de te rappeler que la progression ne se fait pas en ligne droite. Ce n'est pas grave si tu rates une séance ou si tu as une journée où tu te sens moins performant(e). Ce qui compte, c'est de reprendre le chemin quand tu le peux.

9. Intègre le sport dans ton quotidien

Au lieu de voir tes séances d'entraînement comme une tâche supplémentaire à caser dans ton emploi du temps, essaye de les intégrer naturellement à ta journée. Par exemple, si tu manques de temps, une séance courte de 15 à 20 minutes peut être tout aussi efficace. Tu peux aussi ajouter des petits gestes quotidiens pour rester actif(ve), comme prendre les escaliers, marcher au lieu de prendre la voiture, ou faire quelques étirements en regardant la télévision.

10. Utilise la musique pour te booster

La musique est un excellent moyen de se motiver. Crée une playlist avec des chansons qui te donnent envie de bouger et utilise-la pour te dynamiser pendant tes séances. La bonne musique peut transformer un entraînement fatigant en une expérience plus agréable et énergisante.

Impliquer ses proches dans l'entraînement

Faire du sport, c'est déjà une belle aventure, mais quand on implique ses proches dans l'entraînement, ça peut devenir encore plus motivant et amusant. En plus de rendre tes séances plus interactives, t'entraîner avec ta famille, tes amis ou même ton/ta partenaire peut créer une dynamique positive et vous aider à vous motiver mutuellement. Cela peut transformer le sport en un moment de partage, de plaisir et de soutien mutuel. Voici pourquoi et comment tu peux **impliquer tes proches** dans ton entraînement.

1. Se motiver les uns les autres

Quand tu t'entraînes seul(e), il peut être difficile de rester motivé(e) tous les jours. Mais lorsque tu t'entraînes avec quelqu'un d'autre, vous pouvez vous encourager mutuellement. Que ce soit un(e) ami(e) qui te motive à aller courir un jour où tu aurais préféré rester au lit, ou un membre de ta famille qui te pousse à faire une série supplémentaire, l'effet d'équipe aide à tenir le cap. C'est aussi plus difficile d'annuler une séance quand quelqu'un d'autre compte sur toi pour être présent(e).

2. Rendre les séances plus amusantes

Le sport ne doit pas être synonyme de contrainte. Lorsque tu t'entraînes avec des proches, cela rend les séances plus ludiques. Vous pouvez introduire des petits défis ou jeux, comme voir qui fait le plus de pompes ou qui tient le plus longtemps en planche. Ce genre de compétitions amicales ajoute une touche de fun à l'entraînement et fait passer le temps plus vite. En plus, partager un moment d'effort et de rire renforce les liens.

3. Se fixer des objectifs communs

En impliquant tes proches dans l'entraînement, vous pouvez vous fixer des objectifs communs, ce qui renforce encore plus l'engagement. Par exemple, vous pouvez vous préparer ensemble pour un événement sportif comme une course, un triathlon ou même un défi personnel, comme faire 100 squats en un mois. Se fixer des objectifs en groupe te donne une responsabilité vis-à-vis des autres et te pousse à te dépasser pour ne pas les décevoir.

4. Adapter les séances pour tous les niveaux

L'un des avantages d'impliquer tes proches est que tu peux adapter les séances pour que tout le monde puisse y participer, peu importe leur niveau. Par exemple, si tes parents ou tes enfants souhaitent se joindre à toi, vous pouvez faire des exercices simples et accessibles, comme des squats, des fentes ou de la marche. Pour ceux qui sont plus avancés, ajoutez des variantes plus difficiles pour que chacun progresse à son rythme. L'objectif est de rendre le sport agréable et bénéfique pour tous, sans pression de performance.

5. Créer une routine familiale

Intégrer le sport dans la routine familiale est un excellent moyen de passer du temps ensemble tout en restant actif. Plutôt que de voir l'entraînement comme une tâche individuelle, tu peux en faire une activité collective. Par exemple, tu peux proposer une promenade en famille, une session de yoga ou même un petit circuit de renforcement musculaire à faire ensemble dans le salon. Cela vous permet de rester connectés tout en prenant soin de votre santé.

6. Réduire le stress et renforcer les liens

L'entraînement avec des proches n'est pas seulement bénéfique pour le corps, il l'est aussi pour l'esprit. Le sport est un excellent moyen de relâcher le stress, et en le faisant ensemble, vous créez un environnement de soutien et de compréhension. Que ce soit après une journée difficile ou simplement pour le plaisir de se retrouver, ces moments d'effort commun peuvent renforcer vos liens et créer des souvenirs positifs.

7. Faire des activités sportives ensemble

Si la salle de sport ou les exercices à la maison ne conviennent pas à tout le monde, vous pouvez vous tourner vers des activités sportives en extérieur. Aller faire une randonnée, jouer au tennis, au foot ou encore faire du vélo sont des activités qui permettent de bouger tout en passant un bon moment ensemble. Le fait de sortir de la routine quotidienne rend l'activité physique plus naturelle et moins formelle, tout en restant bénéfique pour votre santé.

8. Organiser des défis familiaux ou amicaux

Un excellent moyen d'impliquer tout le monde est d'organiser des petits défis. Par exemple, propose un défi de 30 jours où vous devez faire un certain nombre de squats ou de pompes chaque jour. Vous pouvez aussi organiser un tournoi de sport entre amis ou famille, où chaque membre choisit une activité et vous faites tourner les sports chaque semaine. Cela crée un engagement sur la durée et rend le sport plus compétitif, mais toujours dans la bonne humeur.

S'entraîner seul(e) peut parfois être un défi, mais en impliquant tes proches dans ton parcours sportif, tu rends cette expérience bien plus enrichissante. Que ce soit pour rester motivé(e), pour partager des moments de qualité, ou simplement pour rendre tes séances plus amusantes, le fait de t'entourer de tes amis ou de ta famille peut véritablement transformer ta routine d'entraînement. Vous vous soutenez mutuellement, vous vous lancez des défis, et surtout, vous créez des souvenirs ensemble tout en prenant soin de votre corps et de votre esprit.

En partageant tes objectifs et en adaptant les séances pour qu'elles conviennent à tous les niveaux, tu apprends à ne pas voir le sport comme une obligation, mais comme une activité à la fois ludique et bénéfique pour tout le monde. Alors, que ce soit à travers une simple promenade en famille, une séance de renforcement dans le salon ou un défi entre amis, n'hésite pas à intégrer ceux qui t'entourent dans cette aventure sportive.

Le chemin vers une meilleure santé est toujours plus agréable quand il est partagé.

Conclusion

Te voilà arrivé(e) à la fin de ce livre, et j'espère sincèrement que tu te sens prêt(e) à poursuivre cette aventure sportive avec confiance. Nous avons abordé ensemble de nombreux aspects essentiels pour t'aider à progresser, que ce soit l'importance de te fixer des objectifs, de structurer tes séances, ou encore d'apprendre à écouter ton corps. Maintenant, il est temps de faire un dernier point avant que tu prennes les rênes de ton propre parcours.

Le premier point clé, c'est la **fixation d'objectifs clairs**. Sans un but précis, il est difficile de savoir où tu vas et de rester motivé(e) sur le long terme. Que ton objectif soit de renforcer tes muscles, de perdre du poids, ou simplement de te sentir mieux dans ton corps, il doit être réaliste et atteignable. Grâce à ce livre, tu as pu voir comment adapter tes entraînements en fonction de ce que tu veux accomplir. Il est maintenant temps de te concentrer sur tes objectifs et d'avancer pas à pas.

Ensuite, nous avons vu que la **structure de tes séances** est essentielle. Organiser tes entraînements de manière équilibrée et progressive t'assure non seulement de rester sur la bonne voie, mais aussi de maximiser tes résultats. Peu importe que tu préfères un programme spécifique comme le push-pull-legs ou des séances plus générales de renforcement global, l'important est d'être régulier(e). La patience et la constance sont tes meilleures alliées pour progresser, même si les résultats ne sont pas toujours immédiats.

Un autre point crucial est d'**écouter ton corps**. Ton corps est ton meilleur guide. Savoir quand pousser un peu plus fort et quand prendre du repos est fondamental pour éviter les blessures et pour continuer à progresser de manière saine. Et n'oublie pas que la récupération est tout aussi importante que l'effort. Bien manger, bien dormir, et gérer ton stress sont des éléments incontournables de ton parcours sportif. Le sport, ce n'est pas seulement ce que tu fais pendant tes séances, c'est un mode de vie.

Nous avons également parlé de **motivation**. Celle-ci peut fluctuer, et c'est normal. Il y aura des jours où tu n'auras pas envie de t'entraîner, mais il existe des astuces pour garder le cap. Fixe-toi des petits objectifs, varie tes séances pour éviter la monotonie, et pourquoi pas, implique tes proches pour rendre l'expérience plus amusante. Le sport peut devenir un moment de partage et de plaisir, et c'est souvent plus facile à deux ou en groupe.

Enfin, souviens-toi que **chaque corps est différent**. Il n'y a pas de programme universel qui convienne à tout le monde. Ce livre t'a donné des bases solides, mais c'est à toi de les adapter en fonction de tes besoins et de ton évolution. N'aie pas peur de faire des ajustements en cours de route et d'expérimenter pour trouver ce qui fonctionne le mieux pour toi. L'essentiel est de rester patient(e) et de continuer à avancer.

Maintenant, la balle est dans ton camp. Tu as toutes les clés en main pour réussir. Le plus dur, c'était de commencer, et tu l'as fait. À partir de là, tout est possible si tu restes constant(e), motivé(e), et que tu continues à t'écouter. Le sport n'est pas juste une question de performance physique, c'est aussi une manière de prendre soin de toi, de renforcer ton mental et de te sentir mieux dans ta vie de tous les jours.

Alors, es-tu prêt(e) à continuer ce chemin ? C'est à toi de jouer. Le voyage ne fait que commencer, et tu as déjà tout ce qu'il faut pour aller loin. Bonne route !